岐黄盛世

偉大復興

癸卯年 卢芳

国医心悟

国医大师卢芳临证精粹

李偶　朴勇洙　卢天蛟　主编

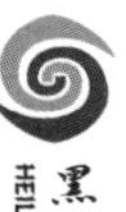

黑龙江科学技术出版社
HEILONGJIANG SCIENCE AND TECHNOLOGY PRESS

图书在版编目（CIP）数据

国医心悟 ：国医大师卢芳临证精粹 / 李偶，朴勇洙，卢天蛟主编. -- 哈尔滨 ：黑龙江科学技术出版社，2025. 4. -- ISBN 978-7-5719-2735-6

Ⅰ. R249.7

中国国家版本馆 CIP 数据核字第 2025Q4X421 号

国医心悟 国医大师卢芳临证精粹

GUOYI XIN WU GUOYI DASHI LUFANG LINZHENG JINGCUI

李　偶 朴勇洙 卢天蛟 主编

责任编辑 焦　琰

出　　版 黑龙江科学技术出版社

地址：哈尔滨市南岗区公安街 70-2 号　邮编：150007

电话：（0451）53642106　传真：（0451）53642143

网址：www.lkcbs.cn

发　　行 全国新华书店

印　　刷 哈尔滨市石桥印务有限公司

开　　本 710 mm×1000 mm　1/16

印　　张 11

字　　数 200 千字

版　　次 2025 年 4 月第 1 版

印　　次 2025 年 4 月第 1 次印刷

书　　号 ISBN 978-7-5719-2735-6

定　　价 49.80 元

编委会

序

中医药是中华民族的瑰宝，在我国各族人民长期的生产生活实践和与疾病的斗争中逐步形成并不断丰富发展，为中华民族的繁衍昌盛做出了重要贡献。如今的中医药作为中国医药卫生体系的重要组成部分，对于维护人民生活的健康幸福发挥着不可或缺的作用。随着党和国家更加重视中医药，广大人民群众更加信赖中医药，国际社会更加关注中医药，中医学界涌现出一批医术精湛的名老中医，他们治学严谨、医德高尚，希冀传承中医的理论经验，弘扬中医的精神内核，将中医药的文化内涵发扬光大，而卢芳先生就是其中佼佼者。

卢芳先生治学严谨，秉承博学、审问、慎思、明辨、笃行之则。六十年来，卢芳先生深谋远虑，立足中医的教育推广与祖国中医文化的弘扬传承，热血丹心育桃李，栉风沐雨做园丁，以自己的满腔热血灌溉了黑龙江中医药人才的朵朵花开，本书主编李倜、朴勇洙、卢天蛟就是卢芳先生的亲传弟子，她们传承先生的学术思想、弘扬先生的治学精神，深耕先生的治疗理念。卢芳先生主张辨病与辨证相结合，辨病即用现代科学方法确诊，辨证即用中医四诊八纲明确证型，从而能更好地发挥中医“同病异治”“异病同治”的优势。卢方先生处方以药味少、药量大为其特点，在治疗糖尿病中首创“胰脾同治法”，创立一元化理论治疗神经症，自拟四生饮治疗神经系统疾病等，充分体现了中医药临床实践本身是中医应用学研究的重要成果，根植于实践是它突出的特色和生命力所在。

《国医心悟 国医大师卢芳临证精粹》一书，以卢芳先生学术思想为基础，以临床经验为先导，以验方解决实践问题为旨归，总结整理了数十年的中医诊疗经验和理法方药，收录了运用经方治疗疑难病相关的验案，以及效验方的组成、主治及运用方法，是卢芳先生学术思想的体现，对于中医药的传承创新有着重要作用。希望能为后学者继承中医学术思想、提高临床辨证水平提供理论指导和实践路径。希望广大中医药工作者，以名老中医为榜样，坚持读经典、跟名师、习经验、多临床，弘扬大医精诚的医德医风，不断成长进步，为我国中医药事业发展作出新的更大的贡献。更好面对国家重视中医药、人民群众信赖中医药、国际社会关注中医药的良好环境，把握这一良好机遇期，共同推动中医药事业的发展。

王琦

目录

第一部分 学术思想和临床经验

一、学术思想渊源

1. 古籍溯源

卢芳教授高深的医术源于对古籍经典的精研，他认为一名优秀的中医医师应该博览古今、精究医理，其不仅对《汤头歌诀》《濒湖脉学》等中医启蒙书籍烂熟于胸，并认为中医四大经典和《温病条辨》《临证指南医案》等也是中医学习的重要书籍，这些古籍经典也是卢芳教授医学思想的重要来源。卢芳教授认为要学好中医，必须奠定坚实的理论基础，需要对经典著作踏踏实实下功夫钻研，既需要耐性，又需要悟性，对于重要章节必须熟记于心，用时方可信手拈来。

但师古而不应为古之陈规所限，应在前人的基础上推陈出新，有新发现新思考。如卢芳教授首创“胰脾同治法”治疗糖尿病，其是在《金匮要略》的脏腑理论、《黄帝内经》的阴阳五行学说、《温病条辨》的三焦辨证基础上并结合其他医家的相关论述，以及受现代医学相关知识理论启发，总结出糖尿病的病因病机与“脾”“胰”二脏密切相关，从而创立出相关治法和方剂成药，为糖尿病治疗开创了新的论治思路。卢芳教授在临床中对一些疑难杂病的诊治也有独到的经验，如从脾论治干燥综合征，认为其病机为湿邪中阻脾胃，脾胃运化失常以致津液不得正常输布而发为干燥，其理论来源为《素问·经脉别论》；还有从风邪论治三叉神经痛，独创四生饮治疗神经症、从血热论治银屑病等。这正是从各大经典及各大医家论著中汲取出重要的论治思想，并结合多年临床经验体会所得。

2. 衷中参西

卢芳教授不仅在中医领域有很深的造诣，同时也很重视西医等现代医学的应用，比如他主张临床诊疗疾病时应将辨病与辨证相结合，辨病即结合现代医学的方法明确疾病诊断，辨证即用中医八纲、脏腑等辨证理论明确疾病的具体证型，将中西医两套理论相结合以指导临床用药。卢芳教授的著作《内科辨病与辨证》一书即体现了以中医为本，并结合西医现代医学的思想，这种中西医相结合的思维方法可以充分发挥中西医在诊疗疾病方面的各自之长，尤其使中医对于现代医学诊断的疾病能有一个较为完整的认识，由此可以更好地发挥中医“同病异治”与“异病同治”的特长。在诊察疾病方面，中医讲究“望、闻、问、切”四诊合参，而西医也有与之相仿的“视、触、叩、听、嗅”，除此之外，西医还有随着自然科学发展而逐步完善的实验室诊查技术和各种先进精密的检查仪器，能对疾病有更为清楚深入的认识，这正是中医需要借鉴之处。卢芳教授主张中西医结合，吸取现代医学在诊疗疾病方面之长，接受应用现代科学方法检查治疗疾病，提高对疾病的认识水平，以补中医相对之不足之处，同时也发挥中医辨证论治的特色，以补西医之不足，中西互参，病症结合，以达到最好的治疗效果。中西医是在不同的历史环境下逐步发展起来的两种医学理论体系，各自有认识疾病发生发展并采取对应治疗措施的角度，因此在当下医疗环境中，必须吸取中西医理论各自之长，将其有机结合，才能更好地指导临床实践。

二、辨病与辨证相结合

卢芳教授参阅大量的古今中医书籍，在吸取前人宝贵经验并结合了多年临床实践体会的基础上，编写了《内科辨病与辨证》一书。该书论述了辨病与辨证相结合，也就是西医诊断与中医辨证相合的临证思维，这种结合方法已被广大临床医务工作者所采用。充分发挥中西医两种诊断方法的长处，尤其使中医对于现代医学所诊断的疾病能有一个比较完整的认识（包括病因、发病机制、临床分型、治疗和预后判定等），并能更好地发挥中医“同病异治”“异病同治”的特长。辨病就是用现代医学的科学方法，对疾病明确诊断，即确诊；辨证就是用中医理论将疾病辨明是什么证型，即分型。这种病与证结合的方法，在临床上能充分发挥中西医两种不同的诊断和治疗方法的长处。如三叉神经痛，从现代医学角度分为原发性和继发性两类。原发性三叉神经痛，由于病因尚不清楚，虽然有苯妥英钠、无水酒精封闭、三叉神经根切断术等疗法，但至目前还缺乏绝对安全有效而又不产生不良反应的治疗方法。用中医辨证施治的方法，根据原发性三叉神经痛的临床表现，总结出此病病机为风火夹痰，上阻经络，不通则痛。故用祛风涤痰，通络止痛为法辨治本病，疗效甚佳，这就充分发挥了中医辨证之长。但是，对临床表现基本一致的继发性三叉神经痛，如小脑脑桥角肿瘤，用类似的治法却没有效果。说明现代医学对临床症状大致相同的疾病，由于对病理改变研究得比较深入，认识比较明确，而得出截然不同的疾病诊断。所以说辨病对诊断指标和判定预后有明确的认识，这又发挥了西医之长。

辨病与辨证两种方法各有所长，只有互相有机结合，才能充分发挥中西医各自的长处。从这一点出发，就需要对现代医学所诊断的疾病的发病过程和主要临床表现用中医理论去认识和阐述，从中归纳出反映疾病本质的若干证型。证型是对疾病的某一阶段的高度概括，在疾病发生发展的不同阶段中抓住主要矛盾，采用针对性较强的治疗措施。辨证方法总结起来就是“四诊采集主证，藏象学说确定位，以某脏为主导，再用八纲去定性，再进一步分析卫气营血与三焦，经络循行与六经，结合气血与痰饮而总结出证型”。这就是说，通过四诊合参，分析病人的主要症状和体征是什么，再分析这些症状与哪些脏腑有关联，然后在有关脏腑中，分析起主导作用的是哪一脏（或两脏），并根据这一脏（或两脏）的生理和病理特点，用八纲、卫气营血与三焦、经络循行和六经、气血、痰饮等理论对该脏（或两脏）病变的性质进一步的分析，这就是证型。用辨病与辨证相结合的思维方式进行处方用药，既要符合中医传统的辨证施治理论体系，又要对现代科学对中药的研究成果有所考虑，也就是用中西医结合理论指导处方。例如，同一个“心脾两虚”证型，分别表现在睡眠障碍和再生障碍性贫血两个完全不同的疾病中，治疗以补益心脾为基础治疗原则，并宜选用针对性较强的辨病药物。睡眠障碍选用酸枣仁、茯神、五味子等补益心脾且有镇静作用的药物；再生障碍性贫血则选用人参、黄芪、黄精等补益心脾且有增加血细胞及血小板作用的药物。这样的处方就必须在某一治疗原则指导下，在某些代表方剂中筛选有双重治疗意义的药物。这类药物的筛选应当遵循辨证施治理论，所选的药物宜根据中药四气五味的特性和证型丝丝入扣。处方中药味要精，药物剂量要有把握地增大，这种增大剂量一定要有科学根据，一是病情需要，二是药物的性能和现代药理分析证明有利于治病而不有害于机体。临床上运用辨病与辨证相结合的诊治方法，已逐渐凸显其优越性。

三、从血热湿毒论治银屑病

1. 古籍溯源

银屑病属于中医“白疕”“干癣”等范畴。银屑病的论述最早在隋代就有相关的记载，巢元方的《诸病源候论·疮候》曰："干癣，但有匡郭，皮枯索，痒，搔之白屑出是也，若其风毒气多，湿气少，则风沉（疹）入深，故无汁，为干癣也。"巢氏论述之干癣以皮疹边缘清楚、瘙痒、搔之白屑，与银屑病皮损形态类同，其认为干癣之病因在于风寒湿三邪，注重外因而忽略了内因。宋代《圣济总录》中记载："其病得之风湿客于腠理，搏于气血，气血痞涩，久则因风湿而变化生虫，故风多于湿，则为干癣，但有周郭，皮枯瘙痒，搔之白屑起者是也。"阐释干癣病机为风湿之邪气与气血相搏，强调了外因但亦发展了气血瘀涩的病机特点，由内外因的共同作用而发病。金、元时期重视火邪或热邪致病，提出了热邪可导致银屑病的发病。至明代《证治准绳·疡医》载："遍身起如风疹、疥、丹之状，其色白不痛，但搔痒，抓之起白疕，名曰蛇虱。"王氏命名为蛇虱，治疗则给出了苦参丸、蜡矾丸、金银皂角丸等方剂，总以清热、解毒、疏风为要。至清代血虚风燥病机被广泛认可，提出了内外相因导致此病。《医宗金鉴》载："白疕……生于皮肤，形如疹疥皮。"认为白疕病因为风邪客于肌肤，前期以防风通圣散清热疏风，而后以搜风顺气丸润燥。《外科大成·卷四·白疕》："白疕，肤如疹疥，色白而痒，搔起白疕，俗呼蛇虱，由风邪客于皮肤，血燥不能荣养所致。"《洞天奥旨》曰："白壳疮，皆由毛窍受风湿之邪，皮肤无气血之润，毒乃伏之而生癣矣。"《外科真诠·白疕》曰："白疕俗名蛇虱，由风邪客于皮肤，血燥不能营所致。"

2. 血热为发病之本，湿毒内蕴为标

卢芳教授认为银屑病基本病机是以血热体质为本，湿毒内蕴为标。古代文献中，各医家对寻常型银屑病的病理机制从外因，到内外相因，逐渐加深了对本病的认识，而从血论治已成为近现代医家的共识。叶天士认为："斑疹皆为血热外透之象"，卢老受叶氏启发，同时拓展认为诸多皮肤病、皮疹鲜红均为血热外透之象。血热内蕴，外透肌肤，肌肤受灼，则皮疹发展迅速，泛发潮红，皮屑较多，瘙痒明显，舌质多红绛。血热为发病之本，故治疗当以清热凉血为要。血热体质的形成与多种因素有关，包括禀赋、饮食、情志等。研究发现本病的发生是遗传与环境因素共同作用引起的，且起主要作用的是遗传因素。《灵枢·天年》云："人之始生，以母为基，以父为盾。"人体禀赋来源于父母，受之于先天，若父母有血热体质，则可传之子嗣，故患病率增加。现代人生活压力较大，气机易郁滞，气郁化火，心火亢盛，而心主血脉，心火易内伏营血。或者饮食不节，过食腥荤动风食物，可致脾升胃降失和，气机不畅，郁久化热。血热内伏，外透于肌

表，肌肤受灼，则皮疹透发迅速，颜色鲜红，皮屑较多，瘙痒剧烈，舌质多红绛。

卢芳教授认为本病在血热辨证的基础上，常兼夹其他邪气，其中以湿邪最为常见。现代人生活水平提高，饮食的品质亦不断提高，营养过剩已成为常态，久之胃虽受纳，而脾难运化，湿浊乃生。湿为六气之一，为津液所化，湿邪弥漫致病广泛存在，也伴发在银屑病的发病过程中。首先，湿邪性属阴，其性重浊而黏腻，易阻气机运化，银屑病病程缠绵难愈，易于复发，病程越长，下肢皮疹越多，这符合中医说的“湿性黏腻、病程缠绵、湿性趋下”的特点。其次，虽然皮肤表现红斑、脱屑、干痒，但组织学上真皮浅层可以看到血管周围淋巴细胞浸润和水肿改变，符合血热蕴湿病理特征。另外，银屑病患者亦有不少出现舌苔黄腻、舌体胖大的湿热特征，有的患者体型肥胖、大便黏滞或溏泄，也是湿热内蕴之症。这类患者可以出现湿疹样、脂溢性皮疹，好发于皮肤皱褶处，皮疹可出现肿胀，或者少量渗出，瘙痒剧烈。

3. 清热凉血为大法，兼以利湿解毒

卢芳教授认为本病宜从血热论治，以清热凉血为大法，兼以利湿解毒。参考现代医学对于本病的认识，免疫或炎症的介导为本病发病的核心机制，治疗亦以免疫抑制剂、糖皮质激素等抗炎抑制免疫药物为主。故老师在选取治疗药物时，一方面在中医理法基础上选取相应的药物，另一方面也参考现代中医药理学研究，选取具有抗炎抑制免疫作用药物。在此思路基础上，老师自拟处方抑免汤，药物组成为：赤芍、牡丹皮、地黄、黄芩、连翘、徐长卿、土黄芪、虎杖、土大黄。其中赤芍、牡丹皮、地黄具有清热凉血，化瘀通脉的功效；黄芩、虎杖、土大黄、土黄芪具有清热利湿解毒的功效；连翘性轻而浮，能入血分，透营血热外出；徐长卿祛风止痒。四组药物组合，以发挥出清热凉血、利湿解毒之功，恰合银屑病血热湿毒的病机，而且在中药药理上，有着抗炎抑制免疫的功效。

四、“脾胰”同治法治疗糖尿病

糖尿病按典型“三多一少”症状而言，属祖国医学中的“消渴”“消中”“消痹”等病。现代医家多认为此病以阴虚燥热为本，痰瘀为标，虚实夹杂，共同致病。卢芳教授结合多年临证经验，发现当代大多数糖尿病患者并非阴虚燥热之证，提出糖尿病发病与脾密切相关，首创“脾胰”同治法，其理如下：

1. 从解剖学分析

《内经》有云："脾与胃以膜相连耳，而能为之行其津液。"古人似将脾和胰腺两者合称，并将胰归之于脾的功能。张锡纯于《医学衷中参西录》中有言："其证起于中焦，是诚有理，因中焦膵病，而累及于脾也。盖膵为脾之副脏，在中医书中，名为散膏，即扁鹊《难经》所谓脾有散膏半斤也（膵尾衔接于脾门，其全体之动脉又自脾脉分支而来，故与脾有密切之关系）。""膵"与《难经》之"散膏"即为胰脏，张氏认为脾气不升为糖尿病的核心病机。后世医家赵棣华在《中西医结合探脏腑》中建议将中医之脾称为脾胰。卢芳教授经过大量临床实践证明，胰腺功能与脾脏主运化的功能相关，脾脏运化正常，则胰腺分泌功能正常；脾失健运，则胰岛素分泌功能紊乱，从而发为糖尿病。由此，导师首创"脾胰"同治法，为临床治疗糖尿病开拓了新的路径。

2. 从临床表现分析

糖尿病的典型表现为"三多一少"，卢芳教授在临床工作中发现许多的糖尿病患者起病趋于隐匿，早期临床症状并不明显，最开始是以乏力为主要临床症状，且此类患者大多体型肥胖，嗜食肥甘厚味，常表现为脘腹胀闷、四肢困重、大便溏薄、舌体胖大、边有齿痕、脉弦滑等。这些症状与脾脏密切相关，多属脾气虚弱之证，故不能从肺、胃、肾三脏论治，亦不可归为上、中、下三消之一。卢芳教授提出本病为脾气虚弱，导致水谷精微输布失常而致。脾为孤脏，为后天之本，脾土治中央、以灌四旁，主运化水谷、升清降浊，居中焦为气机升降与水液代谢的枢纽。脾对于津液输布于全身起着重要作用，脾气健运，水谷精微运化正常，转输有利，则胰腺功能亦无碍。反之，若脾失健运，则津液代谢环节有所障碍，胰岛的功能亦发生阻滞。这些生理功能和生理特性，与糖尿病代谢治疗密切相关，故卢芳教授提出从脾胰入手进行辨证论治。

3. 从形体肥胖分析

中医认为胖人多虚，肥人多痰。《灵枢·卫气失常》将肥胖分为"多肥、多膏、多肉"三种类型。胖人多虚指气虚，即脾气不足，脾气虚弱，运化不利，虽形盛而气虚。脾气运化失司，津液不行，水饮内停，痰湿凝聚，故肥人多痰湿。临床糖尿病患者多为肥胖体质，多虚多痰，故卢芳教授提出"脾胰"同治之法，重视以益气健脾为治疗原则。

卢芳教授提出“脾胰”同治这一大法，是以治脾为本，同时兼顾他证。临床治疗中以健脾益气化湿为基础，如有肝郁者可加用疏肝理气药，兼血瘀者可加用活血化瘀药。临证时以脾虚为关键病机，从脾胰论治，辨证准确，治疗得当，既可取得显著的治疗效果。此外，对糖尿病病人，还要从饮食、运动上加强控制，改善患者体质，增强患者信心，力求早日康复。

五、从脾论治干燥综合征

干燥综合征（sjögren syndrome，SS）属于中医“燥痹”的范畴。目前现代医学对本病尚无根治的疗法，治疗以免疫抑制剂、糖皮质激素为主，但临床症状只能缓解不能治愈，并且不良反应较多，而中医在本病的治疗上有独特的优势。燥痹的论述首见于《素问・阴阳应象大论》提出的“燥胜则干”。但卢芳教授发现，SS 患者舌象厚腻者为多，而非舌红少苔，故提出 SS 病机多为湿浊中阻，脾不升清。《素问・经脉别论》曰：“饮入于胃，游溢精气，上输于脾，脾气散精，上归于肺，通调水道，下输膀胱，水精四布，五经并行。”脾为土脏，主运化，为津液代谢之枢，津液在脾脏的运化下而布施各处。若脾失健运，湿浊内阻，不能升清阳于上，则表现出口干、口渴之象。

对于湿邪中阻，脾不升清的病机，治疗当燥湿健脾，升清降浊。卢芳教授治疗干燥综合征处方用加味平胃散，药物组成：炒苍术、厚朴、陈皮、炙甘草、葛根、乌梅、生黄芪。平胃散苦温以化湿，味辛醒脾升津液，味甘以守中；葛根、黄芪升阳助津液上承；乌梅酸以生津止渴以治其标。湿邪得去，脾胃健运，则津液得以滋润于脏腑形体官窍。另外，卢老认为口燥亦可由瘀血造成，典型症状为口燥，但欲漱水不欲咽。从脾论治亦可解释此病机，脾失健运，易生湿浊，久病入络，则生瘀血，正如叶天士所言：“初病湿热在经，久则瘀热入络。”另外，本病女性患者占大多数，年龄主要集中在 40~60 岁，而女性更年期正好处于此阶段，情绪易有波动，气机不畅，血行瘀滞，可致血瘀。因此，在本病辨治中，有口干但欲漱水不欲咽，舌暗或有瘀斑者，可以在健脾运湿基础上加桃仁、红花以化瘀通脉、调畅水道。

六、从风邪论治三叉神经痛

三叉神经痛是一种表现为三叉神经分布区反复出现的具有阵发性、短暂的、剧烈的疼痛为主要表现的临床常见病、疑难病，本病可归属于中医“面游风”“厥头痛”的范畴。《名医别录》曾言“面上游风来去，目泪出，多涕唾，忽忽如醉”，符合本病发作时的症见；明确指出本病的致病因素为风邪作祟，风邪致病，善行而多变，亦符合本病疼痛时有发作的特点。且风为阳邪，易袭阳位，伤于风者，上先受之，巅高之上，惟风可到，头为清阳之府、诸阳之会，属人体高位，主导一身督脉，故头面部为风邪主要侵袭之位。且临床实际中其发病部位多属于三阳经筋之脉，如手三阳经筋结合于“角”；足三阳经筋结合于“頄”，其所感外邪多以“风邪”为重中之重，且常与寒、热邪气相互夹杂，共同致病。故三叉神经痛以风邪致病为主，并常见于风寒型与风热型。临证中有一小部分患者其三叉神经痛之症亦与情志内伤有关，五志过及，肝失调达，而致肝郁气滞，气余化火，火性趋上，上扰头目清空；或气郁化火煎灼津液，津失痰凝，风火挟痰上扰，闭阻经络，不通则痛。

风热致病，热为阳邪，上扰清窍，气血逆乱，滞而疼痛。症见三叉神经痛，且畏风畏热，疼痛呈现火灼样或电击样，有时伴有撕裂感，多有明显扳机点、疼痛发作，时间短暂，一般为数秒或数分钟，并伴有口苦口燥咽干，面目红赤，烦热心乱，易怒，小便黄赤，便干，舌质红，苔黄腻，脉象多见弦滑等明显风热证的特点。其治法为疏风泻热、止痛。基础方为川芎、生石膏、山栀子、胆南星、蔓荆子、黄连。方中以大剂量川芎为主药，性辛温之品，辛温走窜，上可至头目，向下行血海，巅顶及上，惟风药可至，本方重用大剂量川芎以达到祛头面风邪的目的。《别录》记载本品“除脑中冷冻，面上游风，目泪出，多涕唾，忽忽如醉”与本病发作之症状十分吻合，故而临床应用大剂量川芎治疗本病，效果显著。石膏，取其辛寒之性，清热泻火，《珍珠囊》言石膏止阳明头痛。二药配伍，祛风清热之力强；佐以山栀、胆南星、黄连清里泻热，蔓荆子清利头目，共奏疏风泻热、止痛之功。老师根据多年治疗经验总结出，若服四剂后疗效不显著，则可酌情将川芎每剂加量至 80~100g。

风寒致病，寒为阴邪，拘急凝滞，脉络不通，清阳受阻而发为疼痛。症见三叉神经痛，可由寒冷天气而诱发，为刀割样、牵扯样剧痛，发作时间亦短。伴有面色少华，手足不温，大便稀溏，舌质胖嫩，苔薄白，脉沉等明显寒证特点。其治则为祛风散寒、温经止痛。基本处方为：川芎、荜茇、细辛、藁本、羌活，该方中仍以川芎为主，亦取其辛温走窜之性，助祛风散寒之功，荜茇性辛热，温中散寒、下气止痛。《本草求真》记载本品“气味辛热，凡一切风寒内积，发于头面而见齿牙头痛、鼻渊，俱可用此投治，以其气味辛温，则寒自尔见除”。佐以细辛温里散寒，又有藁本发散表寒，两药配伍，剔除一身内外之寒邪，且大大增强川芎祛风散寒之功。羌活辛温散寒，诸药相合，共奏祛风散寒、温经止痛之功。

卢芳教授在治疗时亦重视引经药的使用，若三叉神经第一支疼痛，可加白芷引经，白芷辛温，通足阳明胃、手阳明大肠经，《本草求真》记载本品“能治阳明经一切头面诸疾”，故加白芷引诸药入阳明，治疗以眼痛、眉棱骨痛为主的病症。若第二、三支疼痛，可加升麻引经，李东垣言“升麻入足阳明，可止阳明齿痛”，故而常用升麻引经治疗以齿痛为主的病症。

卢芳教授在多年的临床工作中，对三叉神经痛的治疗颇有心得，且对该病的病机认识，辨证思路别具一格，在辨证时以风邪为主，治疗时遵循祛风之大法，辅以清热、散寒、通络之则，并在三叉神经痛的各种分型辨证治疗过程中贯穿始终。

七、一元化理论治疗神经症

神经症原称神经官能症，此类患者多伴有严重的精神障碍，自觉痛苦异常，且患者的心理及社会功能常受到严重影响，因临床症状繁多，主诉不一，故其治疗复杂多变。本病可归属于中医学的“不寐”“脏躁”“百合病”等范畴。传统治疗如逍遥散、归脾汤、炙甘草汤，皆有临床疗效不稳定之弊，患者常常不能痊愈。卢芳教授认为此病症状错综复杂，除肺脏外，肝、心、脾、肾四脏皆有临床症状，辨证理论则应用一元化理论，本病之根本在肾，肝肾同源，肾阴亏虚故肝阴亦虚，阴虚无以制阳，故肝阳上亢为逆；肝木乘土，肝阳上亢犯脾，故脾气虚；心脾主气血，脾气虚则无力运化水谷精微物质，无以营养心血故心脾两虚；肾阴虚无以济心火，则心火亢盛，导致心肾不交；肾与脾为人体先天之本与后天之本，肾阳虚则先天气化功能无力，温煦濡养功能减弱，故后天脾气亦虚。此四脏生克乘侮，阴阳互根，共成阴虚阳亢之势，故治疗时应运用一元化思想，牢牢抓住其根本在肾的关键病机，以滋阴潜阳为主，选用自拟方四生饮治疗。

四生饮为卢芳教授临证多年总结出的经验方，本方由生地黄、生白芍、生龙骨、生牡蛎组成，故名四生饮。生地黄，性味甘寒，归心肝肾经，可滋养强壮，滋补阴液的同时亦有清热凉血之功，性寒而不伤中气，质润却不滋腻，凉血养心之功显著，可益肾水而治血；生白芍，苦酸微寒，微苦能补阴，略酸能收敛，肝性欲散而恶敛，故取生白芍味酸走肝之性，暂用之生肝，又取其酸以抑肝之性，而泻肝之邪，进而缓中焦之脾气。二药合用，取四物汤之半之意，可滋肝肾之阴；生龙骨潜浮阳，敛心神，镇惊安寐，乃收摄神魂、闭涩精气之极功也；生牡蛎性味咸微寒，可潜阳固涩，涩精益阴，重镇安神，为虚热上浮之专药。二药相合可增强益阴敛阳、镇静安神之效。此四药相合，味虽少却配伍精良，可直攻病处，以肾为主，四脏一体同治，可有效缓解病情，共奏滋阴潜阳之功。

临床应用中，卢芳教授常以四生饮为基础方结合患者症状进行配伍用药，以增强本方滋阴潜阳平肝之力，效果亦佳。如本病患者常常伴有睡眠障碍，临证时可结合一些安神药物来治疗，如加入石菖蒲、紫贝齿、夜交藤、远志等，用量适当即可，如有其他症状亦可随证加减。卢芳教授在临床工作中发现虽四生饮以治神经衰弱、神经官能症见长，但亦可以类证思考，异病同治，得出本方可治妇人脏躁、头晕健忘、自主神经功能紊乱等情志疾病，还对更年期综合征、内伤发热、老年抑郁症等症，都有明显的疗效。

八、从络病论治类风湿关节炎

类风湿关节炎是一种以侵犯四肢多关节，严重者伴有功能障碍为主要临床表现的慢性炎性多系统疾病，属中医学“痹证”范围。风、寒、湿三气合为痹，卢芳教授认为类风湿关节炎病机多为风寒湿热等邪气困于人体经络，进而侵蚀于人体肌肉筋骨，气血为邪气所闭塞，经络气血不得通畅，化生痰瘀，相互搏结，不通则痛。当人体正气虚弱之时，卫表阳气不固，三焦腠理开泄，风寒湿热等邪气则易趁此时而入人体经络，导致其经络痹阻，气血津液运行紊乱，阻滞于经筋、肌肉之处，而表现为肌肉酸胀疼痛、关节肿痛畸形等变化。故本病的关键病机为邪气入络，瘀滞痹阻，不通则痛，故治疗当以络病论治本病，以通经活络、化瘀止痛为法则，并自拟四藤二龙汤。

四藤二龙汤其四藤为青风藤、海风藤、鸡血藤、天仙藤，其二龙为穿山龙、地龙。方中青风藤祛风湿、利尿消肿，针对湿痹骨痛、腿脚转筋、鹤膝风痿，治风有灵。海风藤善利关节，行经络，和血脉，善宣痹化湿，舒筋通络；二者相伍，除风湿、通经络、利关节之力更强，兼可消肿止痛，治以疼痛麻木之症。天仙藤舒筋活络，流气活血，治一切诸痛。风无不除，血无不活，痛与肿皆可治也。佐以鸡血藤去瘀血，生新血，流利筋脉，养络中之血。本方以四藤为主，临床亦常用藤类药治疗风湿病诸多疾患，卢芳教授善用藤类药，取其舒筋活络之力专，搜风剔骨之效强，与本病从络病论治相吻合，治疗肢体经络病变，可直达病所，效果极佳。穿山龙祛风湿、活血、舒筋骨、利水，可走可守，能补能通，治腰腿部剧烈疼痛，筋骨麻木。地龙性善走血分，搜风剔邪，血脉通畅，瘀滞自通。二者配伍，化瘀通络之力更强，壅滞得通，则气血运行恢复正常，从而改善晨僵、活动不利等症状。纵观全方，用药皆以通络为主，更强调了本病从络病论治的法则，诸药合用，共奏通络行痹、化瘀止痛之功。

九、从风邪论治小儿抽动症

抽动症又称抽动–秽语综合征，表现为慢性、不自主、反复、快速、无目的、波动性、多发性运动肌快速抽动，可以是一个部位或多部位障碍，并可伴有不自主发声和语言障碍。西医治疗本病均为控制症状，通过神经阻滞多巴胺受体，从而控制抽搐等症状，其中最常用的药物是氟哌啶醇、硫必利等，但病情易反复且不良反应较为明显。依据本病的临床表现，属于中医肝风内动之病，因肝为刚脏，体阴而用阳，故肝病容易生风，“风胜则动”故曰肝风内动，又因“风邪善行而数变”，风邪致肝之筋脉失于濡养，故见筋瞤肉惕等症状。历代医家多把本病归于“瘛疭”“慢惊风”“抽搐”“震颤”等病范畴。

卢芳教授根据此病肝风内动的病机，故应用平肝熄风、安神化痰之法，而自拟菖麻熄风片治疗。本方以白芍为君，天麻、石菖蒲为臣，珍珠母、远志为佐。白芍性味苦、酸，微寒，归肝、脾经，具有养血柔肝、平抑肝阳之功效。本品为平肝之要药，正如《玉楸药解》所云：“芍药，酸寒入肝，专清风燥而敛疏泄，故善治厥阴木郁风动之病。”《本草经疏》还云“芍药味酸寒，专入脾经血分，能泻肝家火邪，故其所主收而补，治肝补脾，陡健脾经”，故白芍还有制肝健脾的作用。本病的病机重点为肝风，故本方重用白芍为君，用其平抑肝阳之功，以奏熄风止动之效。天麻性平味甘，专入肝经，具有熄风止痉、平肝潜阳的作用，为临床治疗肝风内动常用之品。《本草纲目》曰：“天麻乃肝经气分之药”；《素问》云：诸风掉眩，皆属于肝，故天麻入厥阴之经而治诸病……天麻乃定风草，故为治风之神药”；《药品化义》曰：“天麻气性和缓……用此以缓肝气……是以肝病则筋急，用此甘和缓其坚劲。乃补肝养胆，为定风神药”；《本草正义》还云：“盖天麻之质，厚重坚实而明净光润，富于脂肪，故能平静镇定，养液以熄内风，故有定风草之名”。本方以之为臣，辅助君药白芍以加强平息肝风的作用。石菖蒲性温味辛，归心、胃经，具有豁痰开窍、散风化湿之功能。《本经》记载本品能“开心孔，补五脏，通九窍，明耳目，出声音……聪耳明目，不忘，不迷惑”；《本草从新》云：“辛苦而温，芳香而散，开心孔，利九窍，明耳目，发声音，去湿除风，逐痰消积，开胃宽中”；《重庆堂随笔》赞谓：“石菖蒲舒心气，畅心神，怡心情，益心志，妙药也”，可“祛痰秽之浊而卫宫城”“宣心思之结而通神明”。本方用其豁痰除风之力，以通利风痰痹阻之心窍，心神得主，不自主之抽动和发声则得以控制。故本方也以之为臣，祛肝风所挟之痰邪，以助君药熄风止动之功。珍珠母性味咸、寒，入肝经，以其平肝潜阳之功能，佐助君药白芍、臣药天麻息风止动之作用；远志性味辛、苦，微温，入心经，以其祛痰开窍之功能，佐助臣药石菖蒲通利弊阻之心窍，故此二者在方中皆为之佐药。

综上所述，本方共五味中药配伍组成，一君、二臣、二佐，以平肝熄风为主，兼以豁痰开窍。肝阳平抑肝风息，则抽动得止；痰阻得开窍通利，则心神得主，“主明则下安”，不自主的抽动和发声则可得以很好地控制。

十、活血化瘀三原则

瘀，就是血液停积，通流不畅。《急就章注》云：“瘀，积血之病也。”《灵枢·水胀篇》说：“恶血当泻不泻，衃以留止。”张景岳注曰：“败血凝聚，色紫黑者，曰恶血。”恶血又称败血，因为它没有生机，称为衃是因其色紫黑，凝聚成块。衃，即瘀血。瘀血是指体内有血液停滞，包括离经之血积存体内，或血运不畅，阻滞于经脉及脏腑内的血液，它是疾病发展过程中的病理产物，又是某些疾病的致病因素。卢老集多年临床经验与潜心钻研，提出了治疗血瘀的三个纲领性原则。

1. 活血当分寒热

血瘀一证，无论病程久暂，没有不偏寒或偏热的。血液在经脉中流行不休，遇寒则凝。《黄帝内经》中有多篇论及血受寒凝而致病，《灵枢·痈疽篇》曰：“寒邪客于经脉之中，则血泣，血泣则不通。”《素问·举痛论》说：“寒气入经而稽迟，泣而不行，客于脉外则血少，客于脉中则气不通，故猝然而痛。”《素问·调经论》中对血与寒、温的关系加以概括总结：“气血者，喜温而恶寒，寒则泣不能流，温则消而去之。”寒性凝滞，主收引，血受寒则凝滞不行，故成瘀血。寒可致瘀，热亦能致之，正如清代王清任《医林改错·积块论》所言：“血受寒则凝结成块，血受热则煎熬成块。”另叶天士有言“入血就恐耗血动血，直须凉血散血”，热入血分，煎灼津液，血稠而成瘀，或热邪动血，血液离经而成瘀。寒、热之邪可以导致瘀血的形成，而内生之瘀血亦会因种种因素而有寒、热趋向。气为血之帅，血为气之母，气行则血行，气以行血，血以载气。血瘀则气滞，气郁不达，久郁不解则化火，成为瘀热。血瘀则气滞，气滞则阳气不达，未达之处失于阳气的温煦作用则会出现皮肤不温，恶凉喜热。例如有些脱疽病人，足趾冷，麻木不仁，色紫暗，扪之不温。血瘀当化，在治疗用药上，应当区分兼有寒证或热证。若兼热证，多由于血瘀化热所致，治宜凉血活血，如丹皮、赤芍、茜草、丹参、大黄等酌情选用；若血瘀兼有寒证者，治宜温经活血，常用桃仁、红花、乳香、没药、桂枝、吴茱萸之品。

2. 活血勿忘治气

宋代杨仁斋《直指附遗方论·血营气卫论》曰："盖气为血帅也，气行则血行，气止则血止，气温则血滑，气寒则血凝，气有一息之不运，则血有一息之不行。"气能行血，气属阳主动，血属阴主静，血不能自行，全赖于气的推动，气行则血行，气滞血滞。血为气之母，血以载气。唐容川云："载气者血也，而运血者气也。"血赖气摄，方能居脉道而不外逸，如果气虚而失于固摄之功，亦即"气不摄血"，血离经外溢而形成瘀血。气主煦之，人体各脏腑经络、组织器官，必须在气的温煦下才能进行正常生理活动；血和津液等也靠气的温煦作用，而进行正常的循环运行，故说："血得温而行，得寒而凝。"如果气的温煦作用失职，不仅会出现畏寒喜热、四肢不温，甚则出现口唇发绀，局部有瘀斑、瘀块等。故活血不可忘记治气，气滞者当行，如川芎、郁金、姜黄之属；气虚者则宜补气行血，如黄芪、人参之属；气寒宜温阳活血，如附子、川乌、桂枝之属。

3. 活血宜辨虚实

血瘀一症有虚实之别，有因虚致瘀，亦有因瘀致虚者。阳虚气少，不能行血温煦，可致血瘀；阴血津液亏乏，血少滞涩亦可致血瘀。血瘀阻滞脉道，气血难以达之，故当区分气血虚实，阳气不足宜温阳活血，凡证见肢体寒痛，胃脘胀痛，泻痢不止，或恶露不畅，或畏冷神倦等兼并血瘀者，均以温阳活血法治之，常用的中药有当归、川芎、降香、附子、桂枝、炮姜之属；凡见肌肤消瘦、四肢酸痛、潮热心烦等兼血瘀者，当以滋阴化瘀，生地、赤芍、丹皮、当归、桃仁之辈不可少用。纯实无虚者，当活血破血，常用中药有乳香、没药、三棱、莪术、水蛭、虻虫、皂角刺等品。

第二部分 经方传真

一、小建中汤

【方药组成】

桂枝15g，白芍30g，炙甘草10g，生姜10g，大枣6枚（掰），饴糖30g（烊化）。

【方解】

《伤寒杂病论》中关于小建中汤的论述共有五处，主要用于治疗腹痛、心悸、烦躁、黄疸、虚劳、妇人杂病腹痛等病证，后世将“虚劳里急，悸，衄，腹中痛，梦失精，四肢酸疼，手足烦热，咽干口燥”称为“建中八证”。虚劳里急表明病位在中焦；心营不足则心悸；阴虚生热，热伤阳络则衄；偏于寒则腹中痛；肾虚则阴精不能内守，故梦失精；脾阳不达四末则四肢酸疼；手足烦热、咽干口燥属表证范畴。处方中重用饴糖，甘温补脾，《名医别录》谓其能补虚乏；配甘草缓急止痛，补益脾胃，倍芍药以养阴和营，其味酸，酸性收也，养血敛阴，缓急止痛；桂枝、生姜温中散寒，以桂枝汤为基础方，具有解表之效，治疗里虚外感之证；大枣补中益气，缓和药性。诸药合用，共奏益气生血、调和阴阳之功，重在甘温，温补中焦，建立中气，以复太阴之职，兼用辛散、酸敛阴柔，甘与辛、酸并用，滋阴和阳。

中医学的脾胃在生理功能和病理表现上大体相当于现代医学的消化系统，并与水液代谢和造血系统相关。卢芳教授认为凡证夹虚寒而腹中痛者，可用小建中汤温之。腹痛患者，张仲景有治脾法、治肝法，还有肝脾同治法。卢老认为白芍所治之腹痛除胃脘、大腹外，尚可治疗少腹、脐下之疼痛，如脾胃虚弱、气血不足之胃脘痛者，小儿反复性腹痛，脾胃虚寒、中阳不振之妇人杂病，少腹拘急、尿道炎、膀胱炎等病，根据临床表现，具体分析病机，随证加减，以治病求本。

◎验案举隅

吴某，男，42岁。

主诉：上腹疼痛反复发作13年余，加重2天。

现病史：13年前出现夜间持续性上腹疼痛，诊断为十二指肠溃疡，经治疗后好转出院，后患者于秋冬春季节之交，常发上腹部疼痛，痛势绵绵不休，钡餐检查示十二指肠球部有龛影，大便潜血阳性。刻下症：上腹疼痛，尤以空腹时加重，腹痛时偶伴有心悸，喜食温热。平素性情急躁，面色㿠白，神疲乏力，食欲欠佳，夜寐不佳。大便略干，排便不爽，两日一行，小便可。脉弦无力，舌质红，苔薄白。

【中医诊断】腹痛。

【西医诊断】十二指肠溃疡。

【辨证】中焦虚寒证。

【立法】温中补虚。

【处方】桂枝15g，白芍30g，炙甘草10g，生姜10g，大枣6枚（掰），饴糖30g（烊化），高良姜20g，茯神30g。7剂水煎服，早晚温服。嘱其清淡饮食，调畅情志。

【二诊】上腹疼痛减轻，睡眠仍差，大便不爽，小便稍黄，舌质红，苔微薄黄，脉弦，上方去高良姜，加生牡蛎30g，酸枣仁15g。14剂水煎服，早晚温服。

【三诊】上腹疼痛消失，食纳增加，乏力好转，寐可，二便调，脉弦缓，拟用散剂缓调以资巩固：赤石脂、乌贼骨、香橼、炙甘草、鸡内金各等分。共为细末，每服1.5g，日两次，白开水送下。

【按语】

卢老认为脾胃虚寒、气血不足是十二指肠溃疡的重要致病因素之一，脾胃为气血生化之源，脾胃健则气血足，气能行血，血能载气，各司其职。脾胃虚寒，则脾阳不能濡养胃络，气遇寒则郁，血遇寒则凝，气血不能循脉而行，不通则痛，《素问·调经论》云："血气者，喜温而恶寒，寒则泣不能流，温则消而去也"，气血得温则行，得寒则凝，说明了温中焦建中焦在溃疡中的作用；脾胃虚弱，不能化生气血，气的温煦、推动作用减退，血的濡养功能减弱，进而产生虚寒性疾病。成无己在《注解伤寒论》中注释小建中汤"胶饴、大枣、甘草之甘以缓中也；辛润散也，营卫不足，润而散之，桂枝、生姜之辛，以行营卫；酸收也、泄也，正气虚弱，收而行之，芍药之收，以收正气。"其中"正气虚弱"指的是脾气虚弱。小建中汤全方通过建立中气以治疗寒性腹痛。

二、防己茯苓汤

【方药组成】

防己 15g，茯苓 30g，黄芪 15g，桂枝 15g，甘草 10g。

【方解】

《金匮要略·水气病脉证并治第十四》载："皮水为病，四肢肿，水气在皮肤中，四肢聂聂动者，防己茯苓汤主之。"何谓皮水？皮水，其脉亦浮，外证胕肿，按之没指，不恶风，其腹如鼓，不渴，当发其汗。卢老认为，此条中"四肢聂聂动"为卫阳不振，固表行津之力不足，水气滞留皮中所致。其次，脾主四肢、主运化，脾失运化则水湿潴留于四肢皮肤，故四肢肿。欲使四肢动静，则需祛除皮肤的水湿，用防己茯苓汤通阳化气，表里分消。方中防己祛风湿，利水，《本草经集注》载其"治水肿，风肿，……通腠理，利九窍"；黄芪补肺脾气，益卫固表，利水退肿，《长沙药解》中言黄芪："入肺胃而补气，走经络而益营，疗皮水风湿之疾。"防己、黄芪相伍走表祛湿，使皮水从外而解；茯苓健脾化湿利水，使水气从小便而去，合桂枝、甘草法取苓桂术甘之义；同时桂枝、甘草又能助黄芪益卫固表，鼓舞卫阳，通阳行痹；黄芪、茯苓和甘草又能健脾以制水；甘草兼能调和诸药。诚如《心典》所言："防己、茯苓善驱水气，桂枝得茯苓，则不发表而反行水，且合黄芪、甘草助表中之气，以行防己、茯苓之力也。"防己茯苓汤和防己黄芪汤都有防己、黄芪，有益气利水之功，但前者偏于治水气壅盛肌肤，阳气郁滞，后者偏于治水湿停滞肌肤，卫表不固，两者需要细心诊查。卢老对水气动经所致之帕金森病常以此方治疗。

◎验案举隅

李某，男，55 岁。

主诉：双上肢不自主震颤 1 年余，加重 5 天。

现病史：患者素体肥胖，1 年前无明显诱因出现双上肢不自主震颤，表现为规律性的手指屈曲和拇指对掌运动，于某医院诊断为帕金森病，间断服用中西药治疗后症状时轻时重。5 天前患者因劳累后，双上肢不自主震颤加重，故来诊。刻下症：双上肢不自主震颤，伴有肢体麻木、怕冷，行动迟缓，动作笨拙，身体困重，面色少华，痰多，纳差，大便黏腻不爽，小便正常，舌体胖大，有齿痕，舌质淡红，苔厚腻，脉沉滑。

【中医诊断】颤证。

【西医诊断】帕金森病。

【辨证】脾失运化，卫阳不振，水湿停于肌肤。

【立法】通阳化气，表里分消。

【处方】木防己 15g，茯苓 30g，桂枝 10g，黄芪 15g，青皮 10g，薏苡仁 30g，刺蒺藜 10g，炙甘草 10g。14 剂，日 1 剂，水煎服，早晚饭后分服。

【二诊】患者自述服 7 服药后，发作时双上肢肌肉颤动程度及发作频率较前有所减轻，身体困重、肌肉麻木缓解，眠可，吐痰减少，舌淡白，苔薄腻，脉沉滑。守上方，加路路通 15g，14 剂，煎服法同前。

【三诊】四肢颤动减轻，行动好转，身体困重等症状消失，眠差，上方加珍珠母 50g，14 剂，水煎服。以防己茯苓汤随症加减治疗 3 个月，患者双上肢颤抖偶发，动作近于常人，纳食正常，睡眠质量改善，二便正常。

【按语】

帕金森病是一种发生于中老年人的神经系统退行性疾病，以静止性震颤、肌强直、运动减少和姿态异常为主要临床特征。帕金森病可以按照中医学“颤证”进行诊治，颤证是指以头部或肢体摇动、颤抖为主要临床表现的一种病证。《素问·至真要大论》中论述“诸风掉眩，皆属于肝”，其中“掉”意为摇动、振摇、摇摆不定，其病机多责之于肝，之后的医家也多沿袭此理论，认为此类疾病主要以肝肾亏虚为其本，以风、火、痰、瘀为其标，且标本之间相互影响。然卢老根据多年的临床经验，认为水湿阻络，水气交争亦可导致此病。卢老用通阳化气，表里分消之法治疗，方中防己茯苓汤通阳化气，分消水湿，加刺蒺藜平肝疏肝，加薏苡仁助茯苓利水渗湿、健脾；黄芪和青皮为常用药对，一补一行，使补而不滞；二诊加路路通通络，利水渗湿；久病及肾，肾主水，后期可酌加少量的炮附子、肉桂补肾温阳化气。

三、防己黄芪汤

【方药组成】

防己 15g，黄芪 10~15g，白术 30g，炙甘草 5g，生姜 10g，大枣 3 枚。

【方解】

本方出自《金匮要略》，治疗“风湿（风水），脉浮，身重，汗出，恶风者。”后世医家多用其治疗表虚之风水或风湿，症见脉浮、身重、汗出、恶风，或小便不利。肌表为人体之藩篱，为人体防御外邪的第一道屏障，而卫气具有保护肌表、防御外邪和调控腠理的作用。若气虚卫表失固，卫气调控腠理功能失职，腠理疏松，则汗出、恶风；卢老指出，此处恶风特别明显，即使关门闭窗亦感风寒来袭。风湿客于肌腠，流注关节，壅阻筋脉，则身体困重、一身尽疼，或水肿；足太阳膀胱经主一身之表，风湿侵袭肌表，影响膀胱气化，则小便不利；脉浮为风邪在表之象。

方中防己既能祛风除湿，又能利水消肿，为方中祛邪的主要药物；黄芪味甘性温，具有补脾肺气、益卫固表、利水消肿的作用，黄芪善于走表，《本草正义》中言黄芪"能直达人之肤表肌肉，固护卫阳，充实表里，是其专长，所以表虚诸症，最为神剂"。黄芪能外达肌表，内补肺卫之气，从而达到固表止汗之功；兼能补气健脾，运化水湿，从而达到利水消肿之效；白术，甘苦性温，补气健脾、燥湿利水、止汗，协防己、黄芪增强利水消肿之力，伍黄芪加强补气健脾之功；再配甘草、大枣和生姜以补益中气。生姜乃辛温之品，辛能行能散，走表，助防己祛风，温可化湿，助黄芪、防己、白术利水。甘草、大枣调和营卫，加强黄芪、白术健脾和中的作用，又有培土生金之义。本方中防己、生姜主以祛风，兼能利水消肿；白术、黄芪益气固表止汗，兼健脾利水；甘草、大枣益气和营。值得注意的是，服本方后，患者可能出现"如虫行皮中""从腰下如冰"的感觉，此乃卫阳振奋，风湿欲解，湿邪下行之兆。此外，卢老指出用本方治疗表虚自汗，其力远胜于玉屏风散。

◎验案举隅

张某，女，36岁。

主诉：汗出恶风2月。

现病史：患者2月前无明显诱因出现汗出恶风，未服用药物，遂来诊。刻下症：汗出恶风，稍劳尤甚，身体困重、乏力，眼睑、下肢水肿，晨起明显，形体肥胖，纳可，睡眠正常，大便一日1行，小便量少，月经正常，舌淡白，边有齿痕，苔白腻水滑，脉沉细。

【辨证】素体肺脾气虚，卫表不固，水湿内停。

【立法】益气祛风，健脾利水。

【处方】生黄芪15g，防己15g，生白术30g，茯苓30g，青皮15g，炙甘草5g。嘱患者自备大枣3枚、生姜5片一起熬煮，7剂水煎服，早晚饭后分服。

【二诊】患者服药1周后复诊，汗出恶风减轻，眼睑、下肢水肿好转，再服上方 7 剂。

【按语】

患者以汗出恶风，稍劳尤甚为主诉，辨为自汗。风性开泄，风袭卫表，卫气虚则不能固卫肌表，导致腠理开泄，汗出恶风。脾主运化，脾失健运，水湿停于肌表肢体，阻滞气机，则身体困重；停于眼睑、下肢肌肤经络之间，则水肿；乏力，为肺脾气虚之象；舌淡白，边有齿痕，苔白腻水滑，脉沉细为脾虚湿盛之征。因此立法为益气祛风，健脾利水，故用防己黄芪汤加减治疗。方中重用黄芪补气固表止汗，防己祛风行水；加白术、茯苓，既能增强黄芪健脾功效，又能加强防己利水效果；青皮疏肝行气，和黄芪相伍使补而不滞。生姜、大枣调和营卫，炙甘草调和诸药。

四、木防己去石膏加茯苓芒硝汤

【方药组成】

木防己 10g，桂枝 10g，党参 10g，茯苓 50g，芒硝 10g。

【方解】

木防己去石膏加茯苓芒硝汤出自《金匮要略》卷中痰饮篇："膈间支饮，其人喘满，心下痞坚，面色黧黑，其脉沉紧，得之数十日，医吐下之不愈，木防己汤主之；虚者即愈，实者三日复发，复与不愈者，宜木防己去石膏加茯苓芒硝汤主之。"意为饮停心下，结聚不散，故心下痞坚；虚气携饮自胃冲逆心肺，症见气喘胸满；饮结阳郁，水气现于外表，查面色黧黑、脉象沉紧皆为病水之症，发病数十日，曾以吐下施治，水饮未除，更损正气，病症犹在，当以木防己汤治之。服药后若喘满缓解，结聚水饮消散，痞坚转虚，是水去聚散，病者可愈。若心下仍坚硬不化，数日后喘满复发，此为病根未除，病症仍在，宜木防己去石膏加茯苓芒硝汤主之。

木防己汤功可行水化饮、散结消痞、补虚清热、寒热同调，治疗支饮之虚实寒热错杂之证。若正虚邪盛，心下痞坚尤甚，二便不利，宜用木防己去石膏加茯苓芒硝汤加强逐饮之功。方中防己逐胸中水饮以下行，桂枝平冲降逆，可通阳散结行水饮，人参补虚治心下痞硬，亦兼顾病旧或误治吐下之虚，茯苓祛水利小便宁心悸，芒硝除坚满通大便，此二味加强破结逐饮之效，使饮邪从二便去。

现代研究表明，木防己去石膏加茯苓芒硝汤功可强心、利尿、扶正、散结，临床收效显著。卢老常用此方治疗急慢性心功能不全，对于心脏代偿功能障碍、心力衰竭、心源性哮喘、慢性肺病、水肿等有呼吸困难，甚至肝淤血等均具有良好的治疗效果。

◎验案举隅

高某，男，77 岁。

主诉：活动后呼吸困难伴双下肢浮肿 2 年，加重 2 月。

现病史：患者 2 年前无明显诱因出现心下堵塞感，轻度活动后呼吸困难，胸闷、心悸，夜间阵发性端坐呼吸，间断踝部水肿。近 2 月症状加重，于当地医院诊断为慢性左心衰，服用中西药治疗，药物不详，症状无明显缓解，特来求诊。刻下症：坐轮椅入门诊，端坐性呼吸困难，动则喘憋，咳嗽白色泡沫痰，心悸不宁，自觉心下堵塞的厉害，纳食略差，大便尚可（两日一行），小便量少，面色黄暗略黑，舌红胖大，苔黄腻，脉沉略滑。辅助检查：BP：145/90mmHg；心率：100 次 /min；心脏彩超：全心扩大，左室收缩功能不良，舒张功能下降，EF：32%。

【中医诊断】支饮。

【西医诊断】1. 慢性左心衰。2. 缺血性心肌病型冠心病。

【辨证】水邪结实，痰瘀阻塞。

【立法】化痰软坚散结。

【处置】

1. 中药处方：防己 10g，党参 15g，桂枝 10g，茯苓 50g，芒硝 10g（冲服），炒白术 50g，泽泻 50g，甘松 20g，鹿衔草 15g，白茅根 15g，栝楼 15g，薤白 10g，清半夏 10g，葶苈子 10g。14 剂水煎服，日 1 剂早晚温服。

2. 万爽力每日 3 次，每次 1 片口服；螺内酯每日 1 次，每次半片口服；替米沙坦每日 1 次，每次 1/4 片口服。

3. 每日监测血压，尽量休息，不宜饱食，保持大便通畅，不宜用力大便。

【二诊】经一诊方加减治疗 3 月，现已能正常平卧，可以正常进行轻微体力活动，面色转亮，上腹部堵塞感缓解，下肢浮肿已无，心悸大减，只下午偶有心悸，偶有轻微咳嗽，小便次数、量增多，余继续治疗中。

【按语】

本案为水饮停于心肺引起的咳喘、胸闷，心下堵塞感，为水邪结实化痰化瘀，且伴有踝部水肿，故卢老选用木防己去石膏加茯苓芒硝汤化痰软坚散结；配伍栝楼薤白半夏汤增强宽胸祛痰通阳之效，使结实的痰饮由实转虚；白术、泽泻增强渗湿利水之功，且不伤阴，使饮邪从小便去；甘松、鹿衔草、白茅根为治疗心脏的三联用药，其中甘松气香能通，能助心脏调脑筋，鹿衔草能扩张心脑血管，增加血流量，白茅根清金利水，不仅利小便，还能补虚劳，此三药合用，为治疗心功能不全的常用药，尤其对于心律失常者，可双向调节，达到稳定心率的状态。而咳喘较著者，葶苈子入肺经，可破坚逐邪，通利水道，能破滞气而定喘，泻积饮之痰厥而宁嗽。

五、己椒苈黄丸

【方药组成】

防己 10g，椒目 10g，葶苈子 15g，大黄 10g。

【方解】

己椒苈黄丸出自《金匮要略·痰饮咳嗽病脉证并治第十二》：“腹满口舌干燥，此肠间有水气，己椒苈黄丸主之。”“此肠间有水气”多指“其人素盛今瘦，水走肠间，沥沥有声”的“痰饮”，水饮停于肠间，是水液输布失常的表现。《黄帝内经》言“饮入于胃，游溢精气，上输于脾，脾气散精，上归于肺，通调水道，下输膀胱”，脾胃运化失职，不能将中焦之水津上布于肺，肺气宣降失常，津液不能上乘蒸化濡润口腔即表现为口舌干燥；肺气不降，在下水液不能正常向下输布于肾与膀胱，停于中焦则表现为腹部胀满，从此处来看，应还有小便不利的症状。肺与大肠相表里，肺气宣发肃降功能失常必然会影响大肠传导，所以还应有大便不通的症状，从所对应的方剂使用大黄也可验证。己椒苈黄丸中的防己味苦性寒，入膀胱、肺、脾经，具利水消肿的功效，《长沙药解》云：防己“入足太阴脾、足太阳膀胱经。泻经络之湿邪，逐脏腑之水气。”现代药理学研究发现防己中含有的有效成分粉防己碱具有利尿作用。方中椒目为芸香科植物花椒的种子，味苦性寒，入脾、肺、膀胱经，具有利水消肿，祛痰平喘的功效，《新修本草》云：“主水腹胀满，利小便”；《本草纲目》云：“椒目下达，能行渗道，不行谷道，所以能下水燥湿，定喘消胀也。”葶苈子味辛、苦，性寒，具有泻肺平喘，利水消肿的功效，《别录》云：“下膀胱水，伏留热气，皮间邪水上出，面目浮肿，身暴中风热痱痒，利小腹。”大黄味苦性寒，泻下攻积，能利水肿、利大小肠，使有形实邪从大小便而去，四药合用，使停于肠间的“痰饮”从下而出，则诸症可解。程林论述此方："此水气在小肠也，防己、椒目导饮于前，清者得从小便而出；大黄、葶苈子推饮于后，浊者得从大便而下也。此前后分消，则腹满减而水饮行，脾气转而津液生矣。"

"水走肠间，沥沥有声"是肠鸣音活跃的表现，结合现代医学来看，己椒苈黄丸的方证与肠炎的某些症状表现类似，如腹胀、腹痛、呕吐、肠鸣音活跃、大便不利等症状体征。己椒苈黄丸证虽仅描述"腹满口舌干燥"，但实际应用还可见腹部胀满兼见腹痛，大小便不利的症状；痰饮之实邪不能从下而出，必然会逆反而上以寻出路，所以也有呕吐症状的出现。除此之外，像幽门梗阻、肝硬化腹水、胃癌腹水等各种兼有腹腔积液，甚至全身水肿兼见腹胀、二便不利的症状均可运用己椒苈黄丸加减治疗，对证即可应用。

◎验案举隅

王某，女，32岁。

主诉：腹胀、肠鸣3天。

现病史：患者4天前因饮食不洁出现腹痛、腹泻，一天之内腹泻多次，伴恶心欲呕，后自行服用"蒙脱石散"治疗，腹泻渐止。从第二天开始出现腹胀，肠鸣频繁，持续不解，遂来门诊求治。刻下症：患者自觉脘腹胀满不舒，食后更甚，腹部肠鸣不断，口干不欲多饮水，无身体疼痛，无发热、恶寒，食欲不佳，近3天排大便1次，气味臭秽，呈细条状，排出量少，有排不净感，小便量较少，色正常。舌质暗，苔白腻，脉沉滑。

既往史：慢性肠炎病史1年。

【中医诊断】痰饮。

【西医诊断】慢性肠炎急性发作。

【辨证】饮留胃肠。

【立法】攻逐水饮。

【处方】防己10g，葶苈子15g，生大黄5g，椒目10g，陈皮10g，茯苓30g，泽泻30g，神曲10g，鸡内金10g，槟榔10g。7剂，水煎服，日1剂，早晚温服。

【二诊】患者脘腹胀、肠鸣明显减轻，口干缓解，进食增加，大便通畅，每日1行，小便正常，舌质暗，苔腻渐薄。原方去泽泻，7剂水煎服。

【按语】

此病案患者因饮食不洁致脾胃运化失常，后更以“蒙脱石散”固涩气机，致水饮积滞于胃肠，见脘腹部胀满、口干，此为典型的己椒苈黄丸证，又可兼见肠鸣、大便不利、小便量少等证，用防己、葶苈子、酒大黄、茯苓、泽泻五味药攻逐水饮、利水渗湿，使积于肠中的水饮之邪从大小便而去，水饮去则腹胀可消；陈皮通利中焦气机，神曲、鸡内金健胃消食，三药合用除胃胀，益胃气；槟榔通利二便，使肠中饮邪分别从大小便而出。全方以攻逐水饮、利水渗湿为主，肠中饮邪去则诸症可消。

六、麻黄杏仁薏苡甘草汤

【方药组成】

麻黄 10~15g，生薏苡仁 30g，杏仁 10g，炙甘草 5g。

【方解】

《金匮要略》载：“病者一身尽疼，发热，日晡所剧者，名风湿。此病伤于汗出当风，或久伤取冷所致也，可与麻黄杏仁薏苡甘草汤。”可见，麻杏苡甘汤证以一身疼痛、发热为主症，以汗出伤风和久伤取冷为病因。卢老认为，本方证应强调无汗，风湿在表，腠理闭塞，阻滞经络，故一身尽疼、无汗；风湿久郁化热，则发热、日晡所剧。三仁汤证有身重疼痛、午后身热，故应与三仁汤证鉴别。三仁汤有证“头痛恶寒，身重疼痛，舌白不渴，脉弦细而濡，面色淡黄，胸闷不饥，午后身热，状若阴虚，病难速已，名曰湿温”。三仁汤之午后身热，由湿为阴邪，湿遏热伏而来；而麻杏苡甘汤之发热由湿郁化热而来。三仁汤中重用三仁以清湿热，杏仁宣上，白蔻仁畅中，薏苡仁渗下。风湿在表者，用麻杏苡甘汤发汗解表，祛风除湿。方中麻黄味辛苦性温，辛能发散，温能散寒，苦能燥湿，一能发汗解表，二能宣肺平喘，又能利水消肿，一药兼能三用；杏仁苦温，降气止咳为主，兼行肺气利水，和麻黄相伍，一宣一降，恢复肺的宣发肃降，正如苓甘五味加姜辛半夏杏仁汤中加杏仁治疗“其人形肿者”。薏苡仁，甘淡性凉，甘能健脾，淡能利水渗湿，协麻黄增强利湿之效。甘草，补中益气，缓急止痛，调和诸药，和麻黄相伍加强止痛之力，甘草和麻黄相伍亦治里水，即甘草麻黄汤。

◎验案举隅

王某某，女，45岁。

主诉：全身疼痛 5 天。

现病史：患者既往确诊为类风湿关节炎，经治疗后病情稳定，5 天前因沐浴后受风，第二天出现全身疼痛，鼻塞，流涕，自行服用感冒药，效果不佳，遂来诊。刻下症：一身尽疼，以双手掌指关节、近端关节和膝关节为著，伴关节肿胀、皮温升高，微恶风寒，身体困重，舌质红苔白腻，脉浮滑。

【辨证】风湿在表，湿郁化热。

【立法】发汗解表，祛风除湿。

【处方】麻黄 10g，杏仁 10g，生薏苡仁 30g，甘草 5g。7 剂水煎服，早晚饭后分服。忌辛辣、生冷、油腻、海鲜。药后告愈。

【按语】

该案患者确诊为类风湿关节炎，经治疗后病情稳定，现因沐浴后腠理开，风湿入体，停于肌表，阻滞经络，不通则痛，故一身尽疼；湿性重浊，故身体困重；湿性趋下，湿邪留于下肢，日久化热，故膝关节疼痛、肿胀、皮温升高；舌质红苔白腻，脉浮滑为风湿在表，湿郁化热之象。治以发汗解表，祛风除湿之法，方用麻黄杏仁薏苡甘草汤加味。麻黄祛风为主，使水湿从表而解；生薏苡仁利水渗湿除痹，使水湿从里而出，湿去则肿消；杏仁和麻黄相配，一宣一降，以复肺主行水之力。

七、小青龙汤

【方药组成】

麻黄 10~30g，桂枝 10g，细辛 5g，干姜 10g，半夏 15g，芍药 15g，五味子 5g，炙甘草 10g。

【方解】

小青龙汤在《伤寒论》和《金匮要略》均有出现，可以治疗多种病症，如“伤寒表不解，心下有水气”“咳逆倚息不得卧”“妇人吐涎沫”“溢饮”等，其病机关键皆在于水饮内停，为异病同治之理。方中重用麻黄宣肺气，开腠理，散风寒，兼能利水。桂枝温阳化气以行水，若有表证，又可合麻黄、细辛增强发汗解表之力，即《内经》“开鬼门”之法。干姜、细辛、半夏辛燥之品，散胸中之水，使之随汗而出；半夏兼能燥湿化痰，降逆止咳，《别录》记载其：“消心腹胸膈痰热满结，咳嗽上气，心下急痛坚痞，时气呕逆”。为防麻黄、桂枝等辛散温燥之品发散太过，耗气伤津，故伍酸甘之五味子敛肺止咳，芍药和营养血，二药与辛散之品相配，即令散中有收，以利肺气开阖，增强止咳平喘之功。炙甘草益气和中，调和诸药。诸药合用，表里双解。本方加石膏为小青龙加石膏汤，治疗“肺胀，咳而上气，烦躁而喘，脉浮者”，里有热则烦躁，故加石膏清热。卢老多用此小青龙汤辨治寒痰阻肺型的慢阻肺、支气管哮喘和急慢性支气管炎等肺系疾病。卢老认为，寒痰阻肺证的辨证要点为晨起咳嗽，咳吐白色黏痰或清稀之痰，痰量较多，咳后轻微气短，有时胸闷，食少纳呆，舌体胖嫩有齿痕，苔薄白或白腻，脉滑，因此用小青龙汤宣肺平喘，健脾燥湿。

卢老认为，麻黄味辛性温，辛能发散，温可祛寒，体轻升浮，入肺与膀胱二经，肺合皮毛，太阳膀胱经主一身之表，故能发汗解表散寒而治外感风寒，升宣肺气，对外邪犯肺，肺气壅遏的喘咳，疗效显著，故为干咳之要药；现代药理学研究，麻黄所含的麻黄碱和伪麻黄碱均有缓解支气管平滑肌痉挛的作用，进而有效的改善气流受限，故有良好平喘作用；并能收缩血管，使血压上升，因此高血压病人慎用或忌用。喘重不息者，卢老可用至50g，临床无其他不良反应，效果显著。加减：若痰多，加三子养亲汤温肺化痰，其中苏子辛温，止咳平喘，润肠通便；白芥子辛温，温肺祛痰，通络止痛；莱菔子辛甘平，消积化食，降气化痰；加茯苓、陈皮，法取二陈汤之义，燥湿化痰，理气和中；若咳嗽症状突出者加炙百部、苦杏仁；若痰多者加天南星、白前、紫苑。

◎验案举隅

张某，男，81岁。

主诉：咳嗽、喘息、气促3月余。

现病史：患者于2022年5月因咳嗽、喘息、气促就诊于哈尔滨某医院，诊断为慢阻肺，曾服用氨茶碱，左氧氟沙星，布地格福气雾剂，银黄清肺胶囊等无明显缓解。刻下症：咳嗽咳痰，喘息气促，动则喘甚，胸闷，脘痞纳少，偶有反酸，睡眠正常，大便一日1行，成形，小便正常。舌暗，苔浊腻，脉滑。查体：T：36.5℃，慢性病容，听诊双肺底干啰音，心脏听诊未见异常。

【中医诊断】喘病。

【西医诊断】慢性阻塞性肺病。

【辨证】寒痰阻肺证。

【立法】宣肺平喘，健脾燥湿。

【处方】炙麻黄15g，桂枝10g，干姜10g，细辛5g，清半夏15g，五味子

5g，白芍 15g，生姜 10g，白芥子 10g，莱菔子 10g，紫苏子 10g，党参 10g，茯苓 25g，杏仁 15g，炙甘草 10g，陈皮 10g。7 剂水煎服，早晚饭后分服。

【二诊】咳嗽，喘息减轻，痰量减少，效不更方，继服 14 剂。

【三诊】咳喘好转，加蛤蚧粉（胶囊）2g，又服上方 14 剂，诸症均减轻，已不影响正常生活。

【按语】

慢性阻塞性肺疾病 (COPD)，简称慢阻肺，以持续呼吸症状和气流受限为特征，通常是由于明显暴露于有毒颗粒或气体引起的气道和（或）肺泡异常所致。COPD 的临床表现为慢性咳嗽、咳痰、气短或呼吸困难、喘息和胸闷，与肺胀的临床表现喘息气促、咳嗽咳痰、胸部膨满、胸闷如塞相似，故中医治疗 COPD 多按照肺胀辨证论治。患者以咳嗽咳痰、喘息气促、胸闷为主要表现，辨为肺胀；寒痰阻肺，肺气失宣，则咳嗽咳痰，喘息气促，动则喘甚，胸闷；脾主运化，痰阻气机，则脘痞纳少；舌暗，苔浊腻，脉滑为寒痰内阻之征。COPD 病机复杂，辨证是关键，卢老对该病首先提出听诊辨虚实，听诊时患者有干啰音为实喘，听诊时患者无干啰音为虚喘。“本虚标实、虚实夹杂”是该病的基本病机。对于实喘型慢性阻塞性肺疾病临床确立宣降肺气，化痰平喘的治疗原则，并重用炙麻黄治疗此病，疾病恢复期酌加蛤蚧粉补气纳肾药，防止复发。

八、桂枝芍药知母汤

【方药组成】

桂枝 10g，白芍 10g，甘草 5g，麻黄 5~10g，白术 30g，知母 10g，防风 10g，炮附子 10g，生姜 10g。

【方解】

卢老认为，桂枝芍药知母汤证中当以诸肢节疼痛、身体尪羸、脚肿如脱、头眩短气、温温欲吐为辨证要点。本方证为表里三焦同病，表有风湿，里有水饮，头眩短气为上焦之病，温温欲吐为中焦之病，脚肿如脱为下焦之病。诸肢节疼痛，即全身关节疼痛，为风湿流注于筋脉关节，气血不畅所致；身体尪羸，“尪”字其义有二，一是骨骼弯曲不正、畸形，二是瘦弱；《医宗金鉴》亦作“尪”，将身体尪羸解释为身体羸瘦，甚言其瘦之甚也。肾主骨生髓，痹证日久及肾，身体关节变得畸形，不匀称。痹证久不愈，气血不能濡养形体，则身体羸瘦，加芍药养血敛阴以补虚，“治妇人产后虚羸不足”的《千金》内补当归建中汤、“五劳虚极羸瘦”的大黄䗪虫丸等方皆用芍药缓中补虚。因此，在本方中芍药既能缓急止痛，又能补虚。脚肿如脱，应结合“独足肿大”“下焦脚弱”互相解释，《医宗金鉴》注：“即上条独足肿大，甚言其肿之甚也。”“下焦脚弱”出自《千金方》越婢加术汤治肉极热，则身体津脱，腠理开，汗大泄，厉风气，下焦脚弱。”下焦脚弱，即两脚行动困难，加之越婢加术汤治风水、一身悉肿，故下焦脚弱的同时应包含脚肿。从“味酸则伤筋，筋伤则缓，名曰泄；咸则伤骨，骨伤则痿，名曰枯。……身体羸瘦，独足肿大”得出骨痿筋脉弛缓不收导致两脚行走困难，故加芍药甘草汤治疗筋缓。病久不解，湿性趋下，湿胜则肿，流注下肢，湿邪化热伤阴，则脚肿如脱；头眩短气，为内有水饮、水湿之邪，水气上冲，故头晕，水饮之邪阻滞气机，则短气，与甘草附子汤的“短气”机理相同；温温欲吐，“温温”通“愠愠”，愠怒，愠恼之义，胃有停水，胃失和降，想吐却吐不出来，使人烦恼，故温温欲吐，加知母解烦，与“心中懊憹”实烦的栀子豉汤不同。

桂枝芍药知母汤方中药味虽不多，但融桂枝汤、桂枝甘草汤、桂枝附子汤、甘草附子汤、白术附子汤、越婢汤、越婢加术汤及麻黄加术汤等众方于一炉，集发汗、利小便、温阳化气、祛风除湿、散寒通痹诸法于一身。麻黄、防风发汗，祛风湿，利水，以散在表之风湿；白术补气健脾，燥湿利水，麻黄得术，虽发汗不至多汗，起“微微似欲出汗，风湿俱去也”之效。卢老常用防己替换防风，防己祛风湿、止痛、利水，防己利湿之力更强。桂枝发汗解表，温经通脉，平冲降逆，一则助麻黄、防风散外邪，一则平冲降逆以治水气上冲，一则合白术、甘草补脾益气，温化水湿，除中焦水湿，法取苓桂术甘汤、桂枝甘草汤之义。附子补火助阳，散寒止痛，合桂枝、生姜、甘草为桂枝附子汤，合白术、生姜、甘草为白术附子汤，合甘草、桂枝、白术为甘草附子汤，主治骨节疼烦，汗出短气，或身微肿；白术和附子温阳化湿以除里湿，又能并走皮中逐水气，主治头重眩、身体疼痛，为仲景常用配伍。芍药养血敛阴以补虚，配甘草缓急止痛和治疗筋缓；知母滋阴清热，兼能利水，《本经》载其“主热中，除邪气，肢体浮肿，下水，补不足，益气。”知母易石膏，不仅能清热泻火，还能滋阴润燥，合麻黄、生姜、甘草、白术为越婢加术汤，主治“肉极热，则身体津脱……下焦脚弱”“里水”。重用生姜温中止呕，以治温温欲吐；炙甘草调和诸药。

卢老认为，关节疼痛肿胀为多种风湿性疾病的主要症状或伴随症状，比如骨关节炎、类风湿关节炎、银屑病关节炎等，与桂枝芍药知母汤的症状“诸肢节疼痛，身体魁羸，脚肿如脱”不谋而合，故用此方为基础方治疗风湿性疾病。卢老善于辨证施治，若膝关节红肿热明显，加四妙丸以清利下焦湿热；其次，重视引经药的运用，病在下肢，用牛膝引药下行；若病在上肢，手关节疼痛，则加上肢引经药桑枝；若髋关节疼痛，加土鳖虫。

◎验案举隅

徐某，女，55岁。

主诉：双膝关节肿胀疼痛3年余，加重6天。

现病史：患者3年前无明显诱因出现双膝关节疼痛，于某医院诊断为膝骨关节炎，服用中西药治疗，症状时轻时重。6天前症状加重，服用乐松（洛索洛芬钠片），有所缓解，欲求根治遂来就诊。刻下症：双膝关节肿胀疼痛、皮温轻微升高，伴晨僵15分钟，活动受限，活动后关节疼痛加剧，手脚怕冷，下肢无力，身体困重，纳差，睡眠尚可，二便正常；舌质淡，苔白腻，脉濡。X线检查示：关节间隙变窄、关节缘骨赘形成。

【中医诊断】痹病。

【西医诊断】膝关节炎。

【辨证】寒热错杂证。

【立法】祛风除湿，散寒止痛，滋阴清热。

【处方】桂枝10g，生白芍10g，生白术30g，茯苓30g，知母10g，防风10g，炮附子10g，炙麻黄10g，川牛膝20g，生薏苡仁30g，穿山龙30g，炙甘草5g。7剂水煎服，早晚饭后分服，忌：辛辣、生冷、油腻、海鲜。

【二诊】服用上方7剂后，双膝关节肿痛减轻，晨僵缓解，身体困重缓解，守上方，继服14剂。

【三诊】双膝关节肿痛明显减轻，去附子、麻黄、薏苡仁，加续断30g，寄生50g，熟地10g。调治6个月后，患者诸症好转。

【按语】

患者双膝关节疼痛，晨僵，为风湿阻滞经络，不通则痛之证；湿邪久郁化热，则皮温轻微升高；湿胜则肿，湿性重浊，湿性趋下，故下肢关节肿胀、身体困重；手脚怕冷，说明里有寒；病机为本虚标实，寒热错杂，选方桂枝芍药知母汤祛风除湿，散寒止痛，滋阴清热。加薏苡仁利水渗湿除痹，与茯苓、白术、甘草相配，健脾除湿；穿山龙祛风湿，通经络，止痹痛；桂枝、白芍治疗手脚凉；肾主骨，肝主筋，后期缓则治其本，加续断、寄生、熟地等补肝肾强筋骨之品。

九、大承气汤

【方药组成】

大黄 10~30g，厚朴 20g，枳实 20g，芒硝 5~20g。

【方解】

本方为阳明腑实之代表方，“阳明之为病，胃家实是也”，大承气汤以痞、满、燥、实为临床特点，实者以大黄荡涤肠腑，燥者以芒硝润下软坚，满者以厚朴下气除满，痞者以枳实斡旋气机。伤寒有阳明急下之证，仲景存阴以救亡，奠定了大承气汤在下法之中的核心地位。粗论疾病之分，当以八纲为要，识其阴阳、表里、寒热、虚实，再辅以脏腑经络之别，医能深而细之，精诚大类如是。卢老认为由于当今社会环境的变化，纯实无虚的阳明实证已不多见，纵然患者痞满燥实并见，往往需要配伍运用，不可单独施以大承气汤，《金匮要略》虽言“病者腹满，按之不痛者为虚，痛者为实”，但临床对于腹痛拒按的患者当察舌按脉，视其阴阳虚实，“伤寒三日，阳明脉大”为内实已成，若脉不数大而反有细缓之象，断不可下。若兼夹太阳之浮、少阳之弦，或其征象者，可以两解之法治之。

卢老认为急下以通畅三焦，当恢复脾胃运化、气机升降，故以大承气汤加黄芪治之。脾胃为后天之本，黄芪补一身之气，为全身脏腑气机的运行提供动力，卢老临床使用黄芪常用量为30~50g。若见患者舌边红赤，则佐以决明子，清泻肝火，润肠通便；若患者有阳虚之征象，则以肉苁蓉补肾益精，兼以润肠；卢老对于便秘的患者特别关注小便的情况，对于大便秘结、小便频数清长的患者，如果偏于热象，关脉滑数，则以脾约证论治，若偏于阳虚之证，则以缩泉丸加熟地、肉苁蓉，在滋阴补阳的基础上，缩小便以润大便，使水液不走前阴而入大肠，小便得减，大便得通。对于大多数腹痛拒按的患者，尤其是触诊能明显感受到肌肉的紧张的患者，以芍药甘草汤缓急止痛往往能取得不错的效果。现代药理研究指出，芍药甘草汤对躯体和四肢或深部的平滑肌脏器如胃肠、胆囊、子宫等的痉挛均有缓解作用，对正常离体肠管的运动有双向调节的作用，可促进肠腑传导功能恢复正常。

◎验案举隅

梁某，男，60 岁。

主诉：腹痛、腹胀两天。

现病史：患者一周前行阑尾炎手术，术后一直未大便，两天前阵发性腹痛、腹胀，食入即吐，伴有乏力、心悸等症状。经检查确诊为麻痹性肠梗阻，刻下症：

患者腹部持续性胀痛，拒按，触诊有腹壁紧张感，神疲乏力，气短，饮食难入，小便短赤，舌质紫黯，苔白腻，脉弱。

【中医诊断】腹痛。

【西医诊断】麻痹性肠梗阻。

【辨证】阳明腑实兼气虚证。

【立法】补气通腑。

【处方】生大黄 15g（后下），厚朴 20g，枳实 20g，芒硝 5g（冲服），生黄芪 50g，茯苓 30g。3 剂水煎服，一日 2 次分服。

【二诊】服上方后，矢气频转，泻下臭秽，遂停药，嘱患者饮食粥糜，随诊。

【按语】

腹痛急性发作多有相关病史或诱因，应根据疼痛部位及疼痛性质完善相关检查，触诊发现局部压痛，宜与健侧或其他部位作比较，以排除患者因感觉过敏而出现误判，本案患者为阑尾炎术后导致的麻痹性肠梗阻，腹部持续性疼痛，一周未大便，腹壁紧张拒按，虽无燥屎内结之证，且舌象、脉象不符，但诸症皆由大便不通而起，故下之而诸症皆瘥。

十、抵当汤

【方药组成】

水蛭 10g，虻虫 10g，桃仁 10g，大黄 10g。

【方解】

抵当汤出自《伤寒论》太阳病篇、阳明病篇及《金匮要略》妇人杂病篇，《伤寒论》中论及抵当汤主治膀胱蓄血证和阳明蓄血证，临床表现可见少腹硬满、小便自利、身黄、发狂、善忘、脉沉等。其中“小便自利”将下焦蓄血与下焦蓄水证相鉴别开来，而在临床运用中，抵当汤治疗瘀结之疾，亦可有小便不利的表现，如肝硬化腹水、肾功能衰竭等病，此类疾病多为本虚标实之证，表现为腹水胀满、遍身浮肿，存在明显的瘀结之象，治疗方面采用活血破瘀药可起到明显的缓急之效。抵当汤方证中还有身黄，说明黄疸也可因“瘀血”而发，治疗黄疸一定程度上采用活血化瘀的方法可起到一定的疗效。除此之外，《伤寒论》抵当汤原文还提及发狂、善忘等精神意识方面的异常表现，说明“瘀”可致精神异常，卢老运用此方治疗某些精神类疾病，也取得了令人惊叹的效果。《金匮要略》提及“妇人经水不利下”“男子膀胱满急有瘀血”用抵当汤治疗，临床上对于女性闭经、男性泌尿系疾患久治不愈者，可考虑从“瘀”论治。

抵当汤为何叫抵当汤，现有说法为水蛭又名至掌、至挡，至者抵也，所以名为抵当汤，说明此方是以水蛭为主药的一个方剂。抵当汤中的水蛭和虻虫为两味动物药，水蛭性平，味咸、苦，归肝经，具有破血逐瘀、通经消癥的作用；虻虫性微寒，味苦、微咸，归肝经，具有破血通经、逐瘀消癥的作用。水蛭、虻虫属动物药，为血肉有情之品，善动而易窜透经络，可搜剔络脉伏邪，吴鞠通在《温病条辨》中云“以食血之虫，飞者走络中气分，走者走络中血分，可谓无微不至，无坚不破”，水蛭、虻虫为食血之虫，活血化瘀之力比植物药更强。卢老在临症中因水蛭一药活血化瘀力强且药源易得而较为多用，用量一般为10g，已有多项研究表明水蛭含有的某些化学成分具有抗凝血、抗血栓、抗动脉粥样硬化、抗肿瘤、抗炎、抗纤维化、降血脂、保护血管内皮细胞等作用。卢老运用此药治疗多种内科疾病均取得较好的疗效，如腔隙性脑梗死、眩晕、头痛、冠心病、动脉粥样硬化等心脑疾病，以及肝硬化、肾病、糖尿病、前列腺增生、女性经闭不通等。抵当汤中的桃仁性平，味苦、甘，归心、肝、大肠经，具有活血化瘀、润肠通便的功效；大黄性寒，味苦，归脾、胃、大肠、肝、心包经，具有泻下攻积、清热泻火、凉血解毒、逐瘀通经的作用，两药配合水蛭、虻虫共奏破血逐瘀、泻下热结之功。

◎验案举隅

王某，女，47岁。

主诉：精神状态异常1周。

现病史：患者平素易情绪激动，1周前与家人发生争吵后突然出现哭笑无常、烦躁易怒等情绪异常表现，且诉头痛，常用手敲击头部，其家人见患者精神状态欠佳，遂携至门诊求治。刻下症：患者面色晦滞不荣，神色不安，突然放声哭泣，无法与其正常交流，其家人代诉患者现整日不觉饥饿，不思饮食，已四天未排大便，夜间易惊醒，白天不睡，时有幻听，常自言自语，喋喋不休。舌质紫暗，舌面有瘀点，苔白，舌底脉络紫暗瘀曲，脉细涩。

【中医诊断】狂证。

【西医诊断】精神疾病。

【辨证】瘀血阻窍证。

【立法】活血化瘀，开窍醒神。

【处方】水蛭10g，桃仁15g，生大黄10g（后下），川芎15g，石菖蒲10g。7剂，水煎服，日 1 剂，早晚温服。

【二诊】患者家人诉患者服药后第二、三天均排出黑色臭秽大便，第四天后大便逐渐趋于正常，大概每两天排便 1 次，成形。头痛及精神状态稍有改善，食欲渐好，每天可正常进食。舌质仍紫暗，脉细涩。原方生大黄改为酒大黄 10g，加清半夏 10g，珍珠母 30g，14 剂，煎服法同前。

【三诊】患者精神状态明显转好，哭笑无常频率减低，烦躁易怒也明显改善，精神状态渐趋于平静，头痛缓解，食欲现可，进食量基本恢复正常，夜间可安睡。舌质黯，舌面瘀点明显减少，脉较之前有力，原方稍作加减，14 剂，煎服法同前。后续服用汤药 3 月余，患者精神状态完全恢复正常。

【按语】

患者受情志过极影响，气血逆乱，神机失用，突然出现哭笑无常等精神状态异常表现，且伴有头痛，为邪阻脑窍之象，由患者舌脉可以看出内有血瘀阻滞，治宜活血化瘀，开窍醒神，方选抵当汤加减。方中川芎活血行气，引诸药入脑窍，石菖蒲开窍宁神，水蛭破血逐瘀，桃仁活血化瘀，生大黄泻下力强，可逐瘀通便，使邪气从下而出。

十一、小陷胸汤

【方药组成】

黄连 5g，姜半夏 15g，栝楼 30g。

【方解】

小陷胸汤出自《伤寒论》第 138 条：“小结胸病，正在心下，按之则痛，脉浮滑者，小陷胸汤主之。”“小结胸病”突出一个“小”字，是因其与“大结胸病”相比较而言，其具有症状轻、病位范围小、治疗药物量小且作用缓的特点。小结胸的病位“正在心下”，即范围局限于胃脘部；其具有“按之则痛”的特点，从另一方面可理解为不按则不痛，说明痛势不剧；病患的脉象为“浮滑”，浮为病位表浅，滑为内有痰湿、实热之象。小结胸病因伤寒表证误下，邪热内陷，痰与热结于心下所致，治应采用清热化痰，宽胸散结之法，方用小陷胸汤。

小陷胸汤方中栝楼性寒味甘，具有清肺化痰，利气宽胸，滑肠通便的功效，原文记载栝楼实大者一个，用量较大，卢老临证用全栝楼，用量为 30g；半夏性味辛温，具有燥湿化痰，消痞散结的功效，《别录》云：“消心腹胸膈痰热满结，咳嗽上气，心下急痛，坚痞，时气呕逆，消痈肿。”黄连苦寒，具有清热燥湿，泻火解毒之功效。栝楼入肺经，既可清热涤痰以除胸中之痰热邪气，又能利气散结而宽胸以治气郁不畅之胸满痞痛，配以苦寒之黄连为臣，泻热降火，与栝楼相合则清热化痰之力倍增，半夏祛痰降逆，开结消痞，为佐药，黄连与半夏同用，辛开苦降，既清热化痰，又开郁除痞。《医宗金鉴》言：“小结胸，邪浅热轻，病正在心下满，按之则痛，不按不痛，脉浮滑，故用小陷胸汤以开其结，涤其热也”。《医方集解》云：“黄连之苦寒以泄热，栝蒌之寒润以涤垢，半夏之辛温以散结。结胸多由痰热结聚，故用三物以除痰去热也”。

卢老在临证应用小陷胸汤时，如胃炎、胃溃疡、反流性食管炎等胃脘不舒的消化系疾病表现出痰热之象者可用之，但并不仅局限于病位在胃脘部，如上至胸胁、心肺等不适，像肋间神经炎、痰热咳嗽、支气管炎、冠心病、肺炎等有痰热互结之象者，只要对症也可应用。

◎验案举隅

张某，男，52岁。

主诉：胃脘胀痛不适1月余。

现病史：患者平素嗜酒，素体肥胖，1个月前于酒后出现胃脘部胀痛不适，半日后逐渐缓解，后发展为每于饭后即出现胃脘部胀痛，伴胸胁部堵闷不舒，自行服用“吗丁啉”，症状缓解。于某医院行相关检查确诊为“胃窦炎”，为寻求中医治疗，特来门诊求治。刻下症：胃脘部胀痛不舒，按之则痛，平时食欲较差，每餐进食量不多，时有嗳气，夜间常因胃脘疼痛而影响睡眠，大便2~3天一行，量少质黏，气味较大，小便色稍黄，量正常，舌质暗，苔黄厚腻，脉弦滑。

【中医诊断】胃病。

【西医诊断】胃窦炎。

【辨证】痰热互结中焦，气机郁滞，不通则痛。

【立法】清热化痰，理气止痛。

【处方】全栝楼30g，清半夏10g，黄连5g，枳实15g。5剂，水煎服，日1剂，早晚温服。嘱饮食宜清淡。

【二诊】5天后复诊，患者自述服药后胃脘部胀痛减轻，服用前两剂药后大便时泻出较多不成型色黄臭秽之物，之后大便正常，每日1行，食欲稍有转好，舌质暗，苔稍黄腻，脉弦。继续服用原方7剂痊愈。

【按语】

患者素体肥胖，为痰湿体质，且嗜酒易化生湿热，湿热中阻，气机不利，不通则痛，故胃脘胀痛不舒、食欲缺乏，胃气不降故时有嗳气；下焦湿热蕴结，故大便黏滞不通，不易排出，小便色稍黄为下焦有热之象，舌质暗，苔黄厚腻为痰热蕴结于里之象，方用小陷胸汤清热化痰，理气除胀，使中焦痰热得化，胃气得舒，故诸症可有缓解。

十二、泻心汤

【方药组成】

大黄 10g，黄连 5g，黄芩 5g。

【方解】

《金匮要略》言“心气不足，吐血，衄血，泻心汤主之。”心气不定，热壅于上，迫血妄行，发为吐衄，故以大黄、黄连、黄芩通利实火，清泄上焦之热，使血安其道，不复出也。《内经·厥论篇》曰：“阳明厥逆，喘咳身热，善惊衄呕血。”卢老认为泻心汤为火热上扰之证，临床凡见颜面潮红、头晕呕恶、烦躁不安、失眠的症状，且患者舌尖红赤，脉为实热之象，即可使用。临床组方亦可加入栀子，为黄连解毒汤之变方，增强清湿热、泻火解毒之力；若患者见舌边红赤，可佐以龙胆、栀子、泽泻、牡丹皮，清利肝胆湿热。若患者不兼夹痰饮、瘀血等病理产物，往往效如桴鼓。

◎验案举隅

李某，女，33 岁。

主诉：经行衄血反复发作 1 年。

现病史：患者近 1 年来，经行之时，时有衄血出现，血色鲜红黏稠，经系统检查后无异常，出血量不大，止血亦较快，未进行系统治疗。近 3 月出血频繁且血量较大，止血时间明显延长，遂来就诊。刻下症：患者自述衄血源于 1 年前服避孕药之后，目前患者烦躁易怒，失眠多梦，月经量偏少，色黯，伴小腹坠胀疼痛，平素大便秘结，小便短赤，舌红苔薄黄，脉数。

月经史：14 岁初潮，末次月经 9 月 27~30 日，量少，夹血块，色黯红。生育史：G1P1。

【中医诊断】经行衄血（逆经）。

【西医诊断】经期综合征。

【辨证】火热上炎，迫血妄行。

【立法】清热止血，养阴除烦。

【处方】生大黄 10g，黄连 5g，黄芩 5g，龙胆 10g，焦栀子 30g，川牛膝 15g，7 剂水煎服，日 1 剂，早晚分服。嘱患者服药后可能有腹泻发生，不必惊慌。

【二诊】服上方 7 日，大便畅通，自觉周身轻快，烦躁减轻，食欲增加，睡眠情况改善，舌红苔薄黄，脉数。原方续服 7 剂。

【三诊】患者二便通畅，饮食、睡眠正常，自觉月经将至有腹胀腰酸之感，舌红苔薄白，脉微数。方药：熟大黄 10g，黄连 10g，黄芩 5g，菟丝子 10g，女贞子 10g，覆盆子 10g，7 剂水煎服，日 1 剂，早晚分服。

【四诊】患者月经期间未发生衄血，诸症缓解，遂停药。

【按语】

经血吐血或衄血，上溢妄行是谓逆经，多为火热内盛，迫血妄行之故，患者上焦热盛，郁热下行则大便秘结，故以泻心汤煎汤治之，大黄味苦降泄，主治血分诸证，可通肠腑积聚，破热毒之凝结，有推陈致新之效，可荡涤实火，降上逆之热。《本草经集注》言黄连有清心浓肠之效，气寒味苦能清泄心火，心与小肠相表里，心火随小便而去，故服用黄连可见小便色鲜黄，火随小便出，而肠胃自厚矣。卢老常将黄连与大黄同用，治疗糖尿病肾病，有泻湿浊，化瘀解毒之效，而不致滑泻伤正，对于延缓微血管病变的发生发展有着可靠的疗效。黄芩功效与黄连相似，但主泻肺与大肠之火，还有止血之效，与黄连合用清心肺上焦之热，与大黄清泻实火从大肠小肠而出。此方以泻代清但中病即止，不可下利过度损耗正气。

初诊患者烦躁易怒，失眠多梦，二便不利，为心肝火旺之象，遂以泻心汤清心泻热，佐以龙胆、栀子以清利肝经实火，卢老临床使用栀子，若不配伍豆豉，多用焦栀子，防止损伤肝脏；川牛膝引热下行、引血下行，畅通经血，以当归滋阴养血，复耗伤之阴。二诊效不更方，续服 1 周。三诊患者症状减轻，因其曾服用避孕药，临床服用此类药物患者，多按肝肾不足辨治，故以三子益精填髓，滋养肝肾。

十三、甘草泻心汤

【方药组成】

生甘草20g，黄芩20g，半夏20g，干姜20g，党参20g，黄连5g，肥大枣2枚（掰）。

【方解】

白塞氏病是一种以反复性口腔溃疡、生殖器溃疡、眼炎和皮肤损害为主要临床表现的慢性、多系统性疾病，卢老认为白塞氏病类似中医之“狐惑病”。《金匮要略·百合狐惑阴阳毒病脉证治》曰：“狐惑之为病，状如伤寒，默默欲眠，目不得闭，卧起不安，蚀于喉为惑，蚀于阴为狐，不欲饮食，恶闻食臭，其面目乍赤、乍黑、乍白。蚀于上部则为声喝，甘草泻心汤主之”。关于狐惑病，《医宗金鉴·订正仲景全书·金匮要略注》认为本病为牙疳、下疳等疮之古名，由伤寒余毒与湿虫所致；《金匮要略论注》认为本病由于湿热毒邪累及三焦所致。卢老认为狐惑病乃湿热所致，其病位可弥漫上、中、下三焦。其症“状如伤寒”，并非伤于寒，《难经·五十八难》所谓“伤寒有五，有中风，有伤寒，有湿温，有热病，有温病”，所以应为广义伤寒的湿温病。本病为感受湿热毒邪，弥漫三焦，湿遏清阳，湿热上攻，熏蒸于上，扰动心神则默默欲眠、目不得闭、卧气不安；湿热上攻咽喉，则咽喉蚀烂；湿热流于下，则阴部蚀烂；湿热壅阻脾胃，脾运不健，则不欲饮食、恶闻食臭。面目乍赤、乍黑、乍白，则认为是邪正交争在面部的反应。《伤寒论》与《金匮要略》中甘草泻心汤病机有所不同，《伤寒论》甘草泻心汤证为脾胃重虚、寒热错杂，以肠鸣、下利、完谷不化为主症，故用炙甘草治疗中焦虚痞；《金匮要略》甘草泻心汤证则为湿热毒盛、脾胃虚弱，以口腔溃疡、纳差为主症。针对湿热毒邪弥漫三焦的病机，故使用生甘草更加侧重清热解毒。而配伍人参、大枣又兼以补益中焦脾胃，干姜、半夏辛温，燥湿化痰，黄芩可清上焦湿热之毒，黄连可清中焦之热，合则成辛开苦降之势。诸药相合，乃调中焦阴阳，而使脾气健运，湿毒自化，则其证可解。本方并非一派针对湿热之象，也兼顾脾胃，故以干姜、党参、大枣温阳健脾以运湿，使全方清热而不伤正气。在临床中，卢老通过明确的辨证，对症治疗，当舌尖部溃疡加入淡竹叶、灯心草、莲子心、滑石，而舌边溃疡加入龙胆、栀子、丹皮、泽泻。

◎验案举隅

徐某，女，37岁。

主诉：口腔溃疡反复发作半年余。

现病史：该患者于2021年无明显诱因出现口腔溃疡，反复发作，常出现在舌尖处，平均每月1次，疼痛严重，每次破溃持续7～14天恢复。经医院诊断为白塞氏病，间断服用沙利度胺至今。刻下症：舌尖有多处溃疡，溃疡面积大小不一，伴有纳差，胃部痞闷不适，大便稀溏，舌红，苔黄腻，脉滑而细。

【中医诊断】狐惑病。

【西医诊断】白塞氏病。

【立法】益气和胃，清热燥湿，调整阴阳。

【处方】生甘草20g、黄芩20g、半夏20g、干姜20g、党参20g、黄连5g、肥大枣2枚（掰开）、淡竹叶5g、灯心草5g、莲子心5g、滑石40g。7剂水煎服，早晚分服。嘱患者清淡饮食。

服上方14剂后，症状明显改善，舌尖溃疡基本愈合，痞满不适减轻，食欲增加，舌苔恢复正常，大便恢复正常。

【按语】

李东恒在《脾胃论》中指出脏腑的升降浮沉，以脾胃为枢纽。《医门棒喝》亦有“五行之升降，升则赖脾气之左旋，降则赖胃气之右旋，升降之机又在脾之运”的论述。因为脾胃是气机条达的保障，湿邪阻遏气机则清阳不升，浊阴不降而出现纳差，胃部痞满不适；湿热之邪内蕴成毒，上攻咽喉，则见口舌生疮。故本案属于脾胃失去健运而兼有湿热为患，治以益气和胃，清热燥湿，调整阴阳，故选用甘草泻心汤加减。因口腔溃疡常出现在舌尖，故加入淡竹叶、灯心草、莲子心、滑石。

十四、黄连阿胶汤

【方药组成】

黄连20g，黄芩10g，芍药10g，阿胶15g，鸡子黄2枚。

【方解】

黄连阿胶汤出自《伤寒论》：“少阴病，得之二三日以上，心中烦，不得卧，黄连阿胶汤主之。”黄连阿胶汤为少阴病，得之二三日以上，外邪从阳化热深入少阴，致阴虚火旺，心肾不交。心肾均属少阴，心为君主之官，藏神，心为阳中之阳，主一身之阳气，居上；肾为先天之本，藏精，肾为阴中之阴，肾主一身之水液，居下。心居上焦属火，故心火必须下降于肾，使肾水不寒；肾居下焦属水，故肾水必须上济于心，使心火不亢。心肾之间水火升降互济，保证了两脏之间生理机能的平衡。若热邪深入少阴，致使肾水亏虚，心火亢盛，水火不济，心肾不交，心神不安；心火亢盛，则心中烦；水亏火盛，心神不交，故不得卧。治以滋阴降火，除烦安神。方中黄连苦寒入心经，清心火；阿胶甘平入肾经，滋肾阴；黄芩苦寒，入上焦，协黄连清热泻火；芍药酸甘，养血敛阴，助阿胶滋阴补血；鸡子黄，上能养心，下以补肾，并能安中。全方黄连、黄芩降心火；阿胶、鸡子黄为血肉有情，滋肾阴；芍药敛阴。柯琴称黄连阿胶汤："此少阴病之泻心汤也……用芩、连以直折心火，用阿胶以补肾阴，鸡子黄佐芩、连于泻心中补心血，芍药佐阿胶于补阴中敛阴气，斯则心肾交合，水升火降，是以扶阴泻阳之方。"

黄连阿胶汤证、栀子豉汤证、猪苓汤证和酸枣仁汤证皆有心烦不得眠。黄连阿胶汤为少阴热化证，阴虚火旺，肾阴亏虚，心火亢盛，心肾不交，其症除心烦不得眠外，还有口燥咽干、舌红苔少，脉细数，故用芩、连泻心火，阿胶、鸡子黄补肾阴。栀子豉汤证为实热证，为热邪郁于胸膈，郁热扰心，无肾阴虚，无水邪停留，除虚烦不得眠、剧者必反复颠倒，心中懊憹，还有胸中窒、身热不去，心中结痛、但头汗出，故用栀子、豆豉清宣郁热而除烦。猪苓汤证亦为少阴热化证，其病机为水热互结伤阴，阴虚、火热、水饮皆有，但以水结为主，其症除心烦不得眠外，还有渴欲饮水、小便不利、咳而呕，故加猪苓、茯苓、泽泻利水，滑石利水清热，阿胶滋阴。酸枣仁汤证治"虚劳虚烦不得眠"，"虚劳"一词说明该方为虚证，病机为肝血不足，虚热内扰，其证候还有头晕目眩、咽干口燥等，故加酸枣仁养血补肝，宁心安神，知母清热除烦，茯苓宁心安神，川芎活血行气，既能调肝血，又能疏肝气，甘草调和诸药。

◎验案举隅

王某，女，41岁。

主诉：反复失眠1年余。

现病史：患者1年前因家庭变故出现失眠，偶服用地西泮，欲求根治，故来求诊。刻下症：不寐，入睡困难，凌晨3~4点易醒，醒时遍身汗出，醒后难以入睡，甚则彻夜不眠，睡眠时长约3h，神疲乏力，腰膝酸软，心烦急躁，口干多饮，咽喉不利，无口苦，纳可，小便正常，大便一日1行，质稀，舌红苔少，脉细数。

【中医诊断】不寐。

【西医诊断】失眠。

【辨证】阴虚火旺，心肾不交。

【立法】滋阴降火，除烦安神。

【处方】黄连 20g，黄芩 10g，芍药 10g，阿胶 15g，鸡子黄 2 枚，生地黄 20g，生龙骨 30g，生牡蛎 30g，桑叶 10g。7 剂水煎服。每日 1 剂，早晚分服。阿胶烊尽后，稍冷却加生鸡子黄 2 个入汤药中搅匀同服。

【二诊】睡眠较前明显改善，入睡容易，易醒次数减少，睡眠时间能达 5h，效不更方，再服上方 7 剂。

【三诊】睡眠质量明显改善，诸症减轻，仍感乏力，加党参 10g，玉竹 10g，黄连减至 10g，继续服用 7 剂。调治 2 个月后，随诊，患者自述睡眠已正常。

【按语】

患者肾阴亏虚，心火亢盛，致使心肾不交，心神不安，则不寐，入睡困难；虚热上扰心神，则心烦；肾阴亏虚，则腰膝酸软；足少阴肾经，入肺中，循喉咙，挟舌本，肾阴亏虚，不能上承滋养咽喉、口唇，加之虚热灼津，故口干多饮，咽喉不利。治以滋阴降火，除烦安神，方用黄连阿胶汤加减。现代药理学研究表明，黄连、黄芩具有安神镇静、对中枢神经起抑制作用，白芍能够抑制大脑皮层兴奋从而起镇静作用。再加生地黄滋肾阴降虚火；生龙骨、生牡蛎重镇安神；寅时，肺经当令，桑叶入肺经，故加桑叶止汗，《本经》载其“主除寒热，出汗”。

十五、大建中汤

【方药组成】

蜀椒 10g，干姜 30g，人参 10g，胶饴 50g。

【方解】

仲景设建中之法，温健中脏，治其虚乏，方有小建中汤、大建中汤、黄芪建中汤。小建中汤治疗虚劳里急，气血不足之证，偏于阴虚；黄芪建中汤补虚之力更强，偏于脾胃气虚；大建中汤治疗阴寒内盛，侧重于温阳散寒。卢老认为大建中汤条文句读为：“心胸中大寒痛，呕不能饮食，腹中寒上冲，皮起出见有头足，上下痛而不可触近，大建中汤主之。”卢老认为大建中汤为实寒之证，寒邪凝聚胸腹之中，上下痛不可触近，寒气格拒攻冲，在上不得饮食，在下见腹中皮起，如有头足。虽云“呕家不可用建中汤，以甜故也”，但寒客于中，必以甘温扶阳。蜀椒除六腑之寒，开腠理通血脉，祛寒湿而止疼痛，干姜辛温，散寒邪之凝滞，暖中焦而温下元，二者合用标本兼治，有散寒止痛之效。人参补五脏，除邪气，疗肠胃中冷，通血脉，亦可用党参替代，党参甘平性缓，补中气而生津液。《金匮要略心典》认为“胶饴为君药，为谷物之精而得仓廪之厚味，入脾胃而补虚损，功专扶土，缓里急，止腹痛，并制姜、椒之辛燥”。

《内经》言：“人以胃气为本。”胃气一败百药难施，五脏六腑皆禀脾胃之气而生。内伤饮食不节、劳伤过度或外邪侵犯人体皆会导致脾胃虚寒，化源不足。阳虚则阴盛，阴盛则寒生，故其治当温健中阳，散寒止痛。且服药后病虽去，胃气未必使复，所以“当一日食糜粥”，而将养胃气，此即《素问·脏气法时论》“毒药攻邪，五谷为养”之谓。卢老认为大建中汤病机为中虚寒结，气机逆乱，可出现腹胃部挛痛拒按，兼夹胃气上逆而致呕吐可合大半夏汤或加吴茱萸、生姜之类，呕饮可合小半夏汤，寒下犯脾，脾失建运而致泻泄可合理中类，若寒犯心脉而致胸痹等症则合栝楼薤白白酒汤、苓桂术甘汤、附子汤类。常用于治疗现代医学之胃肠痉挛、慢性胃炎、胃溃疡、十二指肠溃疡、胃下垂、慢性溃疡性结肠炎等病，对于脾胃阴寒内盛，阳气亏虚的患者均有较好的疗效。

◎验案举隅

宋某，女，43 岁。

主诉：腹痛 1 日。

现病史：患者上午食用海鲜后，自觉腹中绞痛不可触近，遂来就诊。刻下症：腹中绞痛，伴有头晕恶心，不欲饮食，心悸气短，大便日 4~5 次，先干后溏，小便正常，舌淡苔薄白有齿痕，脉沉弦，腹部听诊肠鸣音亢进。

【中医诊断】腹痛。

【辨证】中虚寒结。

【立法】温里散寒。

【处方】蜀椒 10g，干姜 30g，生晒参 10g，胶饴 50g，茯苓 30g，白术 15g，吴茱萸 5g，3 剂水煎服，日 1 剂，早晚分服。嘱患者后纳胶饴，烊化后少量频服，防止格拒。

【二诊】患者腹痛发作减少，疼痛程度减轻，头晕恶心症状消失，饮食逐渐恢复，大便溏薄，舌胖大，苔薄白，脉弦。一诊方减吴茱萸，7 剂水煎服，日 1 剂，早晚分服。

【三诊】患者腹痛消失，无头晕恶心，大便成形嘱患者忌食生冷，注意保暖，停药，随诊。

【按语】

《金匮要略广注》云："人参，胶饴甘温，以补里虚；干姜辛热，以散内寒；蜀椒温中下气，以制腹中寒上冲也……上下四旁寒邪表散，阳春舒布矣。"患者素体本属虚寒，过食生冷发为腹痛，伴有头晕恶心，不欲饮食，正合大建中之意。现见舌脉有脾胃阳气不足之征，故用大建中汤温中散寒以化湿邪，用白术、茯苓相配固护中焦，健脾益气，并引水气下行，使湿邪从小便而去，佐以吴茱萸温中止痛，降浊阴而止呕。

十六、甘草干姜茯苓白术汤

【方药组成】

炙甘草 20g，白术 20g，干姜 40g，茯苓 40g。

【方解】

本方出自《金匮要略·五脏风寒积聚病脉证并治第十一》："肾着之病，其人身体重，腰中冷，如坐水中，形如水状，反不渴，小便自利，饮食如故，病属下焦，身劳汗出，衣里冷湿，久久得之，腰以下冷痛，腹重如带五千钱，甘姜苓术汤主之"，主治寒湿之邪痹着于腰部肌肉经脉的病证，腰为肾之外府，故称"肾着"。病因为"身劳汗出，衣里冷湿，久久得之"，说明劳累过度伤及卫阳，卫外不固，腠理开泄，汗大出沾衣不能及时蒸发而变为冷汗，冷湿之气久渍腰部，伤及阳气，形成"肾着"之病。症状表现为"身体重，腰中冷，如坐水中，形如水状""腰以下冷痛，腹重如带五千钱"，体现出寒湿阴盛之象。湿性重浊，侵犯肢体肌肉筋脉，故觉身体沉重；寒湿痹阻，阳气不通，故腰部及腰以下冷痛；"反不渴，小便自利"可与"口渴，小便不利"的水气病相鉴别，虽然寒湿较重，但并未影响脾胃转输津液与肾气蒸腾气化津液的功能；"饮食如故"说明中焦脾胃受纳运化功能正常；"病属下焦"则强调病位以"下焦"为主，与脾肾无直接相关，主要是肾之外府腰部经脉肌肉受邪。

方中干姜辛热温阳，可"发诸经之寒气"，《本草求真》云："故凡因寒内入，而见脏腑痼蔽，关节不通，经络阻塞，冷痹寒痢，反胃隔绝者，无不借此以为拯救除寒。"茯苓利水渗湿，健脾宁心，为利水除湿之要药，可使水湿之邪从小便而去。白术补气健脾，燥湿利水，《本经逢原》云："白术，生用有除湿益燥、消痰利水，治风寒湿痹、死肌痉疸、散腰脐间血及冲脉为病、逆气里急之功。"合茯苓相使为用，利水除湿效力更强。炙甘草缓急止痛，配合干姜辛甘化阳，驱散寒邪，张锡纯云“甘草、干姜相配，甘草可调干姜辛辣之味，使不刺激，而其温补之力转能悠长”。四药合用使寒祛湿除，阳气通行，则“腰重即温”，肾着可愈。

卢老临证见寒湿重着、蕴结不解者以此方为基础方加减应用皆有不错的疗效，如病及腰脊的强直性脊柱炎有遇冷不适，膝骨关节炎天阴下雨疼痛加重者，腰椎间盘突出症、腰肌劳损遇热则舒者，女性慢性盆腔炎有寒湿凝滞者，寒湿带下等皆可用此方，病位不仅只局限于下焦腰部。卢老临证根据患者怕冷程度的不同，干姜的常用量为20g、40g。

◎验案举隅：

顾某，男，38岁。

主诉：腰部冷痛、活动受限时轻时重1年余，加重半月。

现病史：患者1年前因腰痛于当地某院确诊为“强直性脊柱炎”，住院治疗有好转后出院口服药物治疗（具体不详），因疼痛渐消未坚持服药，后疼痛又反复发作，半月前因受凉腰痛加重，特来门诊求治。刻下症：腰部怕凉，直立前屈受限，晨起后腰脊活动不利，活动后好转，夜间疼痛明显影响睡眠，需服用乐松才可入睡；双髋关节偶有疼痛；食欲一般，大便2日一行，成型，小便正常。舌质暗，苔白腻，脉沉。

【中医诊断】腰病。

【西医诊断】强直性脊柱炎。

【辨证】肾虚督寒，寒湿痹阻。

【立法】温肾通督，散寒除湿。

【处方】干姜40g，茯苓40g，白术20g，炙甘草20g，狗脊30g，川牛膝30g，补骨脂10g，土鳖虫10g，鹿角霜10g，伸筋草30g，油松节10g，14剂，水煎服，日1剂，早晚温服，并嘱患者避风寒，疼痛严重时可服用“美洛昔康”止痛，每日按时服药，配合颈椎与腰椎锻炼，可适当做八段锦。

【二诊】2周后复诊，患者自述腰部疼痛有减轻，髋关节疼痛改善，近来因伏案工作颈部有疼痛不适，上次原方加葛根30g、苍耳子5g，继续服用14剂。后患者坚持复诊，汤药服用半年余，腰痛怕冷、腰脊活动不利明显改善，改用水丸继续服用以巩固疗效。

【按语】

强直性脊柱炎是一种慢性进行性疾病，主要侵犯骶髂关节、脊柱骨突、脊柱旁软组织以及外周关节，并且可以伴发关节外表现，严重者可发生脊柱畸形和关节强直。本病病机以肾督亏虚为本，风寒湿等六淫外邪侵袭为标，虚实夹杂，经脉凝滞不通，则发为腰脊疼痛、活动不利。肾督亏虚，阳气不足，易受寒湿之邪侵袭，阻滞经脉，不通则痛，故遇冷疼痛加重。病久则瘀，故有夜间疼痛加重的症状。本病案处方采用甘姜苓术汤加味，大剂量干姜配甘草温阳散寒，茯苓、白术利水渗湿。川牛膝引经，可活血祛瘀，补益肝肾，强健筋骨；狗脊补肝肾，强腰膝，祛风湿，《名医别录》云："坚脊，利俯仰。"此药为卢老治疗腰脊活动不利的必用药，用量可至50g；补骨脂可壮元阳，逐诸冷痹顽；土鳖虫、鹿角霜为动物用药，可破血逐瘀、益肾助阳，通行经络之力更强，为卢老治疗髋关节、骶髂关节疼痛的常用药；伸筋草、油松节可祛风除湿，舒筋活络，全方共奏温肾通督，散寒除湿之功。颈部疼痛，用葛根配苍耳子可解痉通脉，缓解项背挛急。

十七、干姜附子汤

【方药组成】

干姜15g，炮附子15g（先煎）。

【方解】

干姜附子汤出自《伤寒论》第61条："下之后，复发汗，昼日烦躁不得眠，夜而安静，不呕，不渴，无表证，脉沉微，身无大热者，干姜附子汤主之。"此为先下后汗失治误治后，出现烦躁、低热，白天人体的弱阳得到阳气相助，能与阴寒相争，故见昼日烦躁而不得眠；夜间阴气盛，虚阳无力与阴寒相争，故见夜而安静；不呕则非少阳，不渴非阳明，无表证则非太阳，本证不属三阳病证，故排除了阳热实证烦躁；阳虚无力鼓动则脉沉微；虚阳外越故身无大热。本方主治肾阳虚烦躁证。原方干姜一两，附子一枚，干姜温中散寒，"乃手足太阴之温品也"，清代黄宫绣在《本草求真》中谓："干姜大热无毒，守而不走，凡胃中虚冷，元阳欲绝，合以附子同投，则能回阳立效，故书有附子无干姜不热之句"；附子温壮回阳，《本草汇言》记载："附子，回阳气，散阴寒，逐冷痰，通关节之猛药也……乃命门主药，能入其窟穴而招之，引火归元，则浮游之火自熄矣"，《中药大辞典》记载：附子具有镇痛、镇静的作用。干姜、附子合用可温五脏六腑之阳，温养先后天，先天后天兼顾，才能使二者相互滋生，成其回阳救逆之功。

本方采取浓煎顿服，其意在于药力集中，较之四逆汤取效更速，如王子接言："当急用生干姜助生附子，纯用辛热走窜，透入阴经，比四逆之势力尤峻，复涣散其阳，若犹豫未决，必致阳亡而后已"，独用姜附，其力精专，有单刀直入之势，速破阴寒而急复其阳。

卢老认为运用干姜附子汤辨治的病证以阳虚为主，无论病变部位在心、脾胃或肾，都可灵活施治。卢老常用此方治疗虚寒不寐、心肾阳虚之湿脚气、阳虚阴寒内盛之情志病等疾病，遵循"有是证用是方"的方证相应理念，进行综合辨证，选方用药，临床疗效甚佳。

◎验案举隅

张某某，女，45岁。

主诉：情绪烦躁10天。

现病史：患者因反复咽痛经常自行服用牛黄解毒片、牛黄上清丸等清火药，10天前出现白天心烦，肢冷，双膝关节疼痛，晚上烦躁明显减轻，寐可，服用疏肝解郁、滋阴降火等中药而效不显，故来求诊。刻下症：情绪烦躁，夜晚安静，脚凉，双膝关节偶有疼痛，无汗出，面色潮红，自觉口中无味，喜热饮，食欲尚可，睡眠、二便正常，舌淡苔白润，脉沉缓。

【中医诊断】郁证。

【西医诊断】焦虑证。

【辨证】阳气不足，浮越于外。

【立法】温补心阳，散寒回阳。

【处方】干姜15g，炮附子15g（先煎）。5剂，日1剂，水煎服，早晚饭后温服。

【二诊】服用5剂后手脚已温，烦躁明显减轻，原方加炙甘草5g，服用7剂后情绪稳定，诸症向愈。

【按语】

本案患者从病史可知，为寒邪直中脏腑，阻遏阳气。阳气虚衰，不能温煦形体，阴寒内盛，舌淡苔白润，脉沉缓，均为里寒之征，阳气不振可致心神失养，阳气浮越于外则情绪烦躁不安。《素问·生气通天论》曰："凡阴阳之要，阳密乃固。阳强不能密，阴气乃绝。"所以治以温里散寒通阳，里寒实邪得温药而减，症状随之得以改善。本案虽为实寒入里之证，但是本质为患者阳气虚，不能抵御寒邪入侵，仍有里虚的表现，予以干姜附子汤急救回阳，复诊时诸症明显缓解，酌加炙甘草以补虚缓中，全方配伍得当，使心阳得复，五脏六腑之阳得以温煦，情绪转安。

十八、附子汤

【方药组成】

炮附子 20g（先煎），茯苓 30g，生晒参 10g，生白术 50g，生白芍 30g。

【方解】

《伤寒论》中关于附子汤的论述共有两处：“少阴病，得之一二日，口中和，其背微恶寒者，当灸之，附子汤主之”“少阴病，身体痛，手足寒，骨节痛，脉沉者，附子汤主之”。正如《金匮要略》所说：“夫心下有留饮，其人背寒冷如掌大。”少阴病虽得之一二日，但口中和而背恶寒，可知里虚饮聚之候已显，宜急救里。本方温中逐饮，可止吐利于未萌，体现了良工治未病的手段。又白虎汤证的背恶寒与本方证相似，但白虎汤证以热、口舌燥为主，本方证以寒、口中和为特点，两者不难分辨。手足寒而脉沉，表明里虚寒，故身体痛、骨节痛，应是湿痹而非风邪，故以附子汤主之。其病机主要为肾阳不足，寒湿凝滞，病位在里，发病之因为阴寒之气损伤人体，脏腑气化不利，痰饮水气内生，气血运行受阻。方中以炮附子为君药，《本草汇言》记载：“附子，回阳气，散阴寒，逐冷痰，通关节之猛药也”，可温经散寒镇痛，扶先天之阳；人参，正如《医宗金鉴》所记载：“以人参为臣者，所以固生气之原，令五脏六腑有本，十二经脉有根，脉自不沉，骨节可和矣”；茯苓、白术助人参补中培土，健脾胃而消食，协附子利水消阴，利水饮而除痹；芍药在《神农本草经》中谓其“主邪气腹痛，除血痹，破坚积寒热疝瘕，止痛，利小便，益气”，与附子相配破坚积除血痹而止痛，与茯苓相配利小便，与人参相配益营气而除邪气。诸药合用，温暖肾阳以补阳，驱散寒湿以走内外，以达愈疾之目的。

真武汤与附子汤两方的药味大部分相同，皆用炮附子、白术、茯苓、芍药，不同之处在于附子汤中附子、白术用量较大，比真武汤多一倍，又加入人参，重在健脾养血、温补阳气，真武汤用生姜，温阳利水；附子汤偏于寒邪致病，真武汤偏于痰饮水气致病。

卢老在前人用药经验基础上结合自身多年的临床心得，总结出具有针对性的分部用药，如掌指关节疼痛加桑枝引经，腕关节疼痛不适加连翘、降香，肩肘关节疼痛加海桐皮、威灵仙、姜黄，颈部僵硬加葛根、苍耳子，下颌关节疼痛加骨碎补、升麻，腰部酸痛加杜仲、续断、桑寄生，髋关节疼痛可加土鳖虫、酒大黄，膝关节疼痛加鹿角霜、龟甲，足跟部疼痛加骨碎补、威灵仙。不唯痹证，凡有手足厥逆、饮食不消、心痛吞酸、脘腹胀痛、体重节痛、二便不利等症状辨为阳虚寒湿之证者，均可运用附子汤加减化裁。

◎验案举隅

孙某某，女，51岁。

主诉：四肢关节肿痛2年余。

现病史：患者于2年前无明显诱因出现四肢多关节肿痛、晨僵，曾于当地住院治疗，查类风湿因子、抗环瓜氨酸肽抗体均为阳性，诊断为类风湿关节炎，予甲氨蝶呤片、双氯芬酸钠缓释片治疗，但关节肿痛仍反复发作，伴活动受限，尤其天气变化时症状明显，为求中医药治疗遂来就诊。刻下症：双手多个近端指间关节、双腕关节、双踝关节疼痛肿胀，无皮温升高，伴晨僵，关节拘急、屈伸不利，畏寒喜暖，周身乏力，寐可，大便一日1行，质黏腻，小便正常。舌体胖大，舌质淡，苔白，脉沉弦。

【中医诊断】痹证。

【西医诊断】类风湿关节炎。

【辨证】肾阳不足，寒湿痹阻。

【立法】温阳散寒，除湿通络。

【处方】炮附子20g（先煎），生白术50g，茯苓30g，生白芍30g，生晒参10g，桂枝10g，川牛膝10g，蚕沙20g，炒白芥子15g，薏苡仁30g，骨碎补30g，桑枝15g。14剂水煎服，早晚温服。

【二诊】两周后复诊，关节疼痛、肿胀、晨僵稍缓解，时感颈椎不适，一诊加葛根30g，再服14剂。

【三诊】患者关节晨僵肿胀减轻，在本方基础上辨证稍作加减，继续服用3月，关节活动如常，为巩固疗效，换水丸继续服用，每次9g，日3次口服。随访数月，病情稳定。

【按语】

本案患者罹患类风湿关节炎已2年余，外受风寒之邪侵袭肌表，病期反复发作，迁延不愈，寒为阴邪，性凝滞主收引，主疼痛，气血经脉为寒邪阻遏，不通则痛，风寒湿外邪致痹，寒湿邪偏重则形成寒湿痹阻证。遇寒冷则凝滞加重，故遇寒痛甚、屈伸不利；湿为阴邪，重浊黏滞，阻碍气机，故肢体拘急；寒湿日盛，留于关节，故关节肿胀；舌体胖大，舌质淡，苔白，脉沉弦为寒湿之象。予附子汤温阳散寒；加桂枝温经通阳，祛风寒湿邪；川牛膝、蚕沙、白芥子加强搜风通络之效以缓解关节拘急；薏苡仁健脾除湿，清热除痹；桑枝、骨碎补为分部用药，分别针对手指关节、踝关节。诸药相伍，共奏温经散寒、祛湿通络之功。二诊时患者颈项部不适，故加葛根发表解肌以缓解项背强痛。后期症状稳定，改为丸药缓图，诸症向愈。

十九、乌头汤

【方药组成】

麻黄 9g，芍药 9g，黄芪 9g，炙甘草 9g，川乌（1 枚，3~6g，以蜜 80ml，煎取 40ml，即出乌头）。

【方解】

《金匮要略·中风历节病脉证并治第五》原文："病历节不可屈伸，疼痛，乌头汤主之。"考"历"字之含义，谓之过也，循次也。"节"引申为物体分段连接部分，之于人体则为关节，历节病即遍身关节疼痛。历节病因为外感寒邪，寒性收引，痹阻经脉，出现关节疼痛、屈伸不利的特点。乌头汤中制川乌，辛、大热，其性善走，搜剔筋骨之风寒湿而驱邪外出，《药性赋》谓乌头"其气锋锐，通经络，利关节，寻蹊达径而直达病所"；芍药柔肝缓急，可剔除川乌未驱净之余邪；麻黄辛温发汗，疏通经络，驱逐寒邪，起开鬼门之功；生黄芪益气固表，可起关鬼门之功，又可防麻黄发散太过；炙甘草调和诸药，合芍药为芍药甘草汤，治疗经络拘挛，起缓急止痛之功；蜂蜜可减川乌之毒，味甘加强缓急之效。卢老运用此方时常配伍桂枝，桂枝辛温，合芍药可调和营卫，《神农本草经》记载其有利关节之效，诸药合用以达散寒止痛，祛风除湿之功。临床卢老常以此方治疗痛痹，如骨关节炎，针对全身多关节疼痛患者，卢老对症用药，随证加减：加入鹿角霜用于膝关节上楼疼痛，治疗骨质增生；龟板用于膝关节下楼疼痛，治疗半月板损伤；腰肌劳损选用狗脊、杜仲、续断强腰膝、壮筋骨。

◎验案举隅

杨某，女，40 岁。

主诉：双膝关节疼痛 2 年，加重 1 月余。

现病史：患者2年前无明显诱因出现双膝关节疼痛，未予重视。后疼痛加重，在当地某医院诊断为“骨性关节炎”，给予洛索洛芬钠片等药物治疗，服药后疼痛虽有缓解，但关节疼痛、周身怕冷等症状依然存在，遂停药。近1月来，因症状加重而来求医。刻下症：患者双膝关节疼痛，无肿胀及皮温升高，屈伸不利，下楼时疼痛加重，恶风寒，自觉骨节间有冷风，阴雨天疼痛加重，饮食正常，纳眠可，二便调，舌淡苔薄白，舌边有齿痕，脉沉弦。辅助检查：双膝关节MRI示双膝关节半月板Ⅱ度损伤。

【中医诊断】痹证。

【西医诊断】骨性关节炎。

【辨证】风寒痹阻证。

【治法】散寒止痛。

【处方】麻黄10g，生黄芪10g，白芍20g，炙甘草10g，制川乌5g，桂枝10g，桑枝10g，川牛膝10g，龟板10g，蜂蜜1勺。14剂，水煎服，早晚分服。

【二诊】双膝关节疼痛症状缓解，双膝屈伸正常，恶风怕冷症状改善，上方加穿山龙30g通络止痛，继服14剂，巩固疗效。

【按语】

寒为阴邪，其性凝滞，故见痛有定处，局部皮温不高、恶寒怕冷；寒性收引，故见屈伸不利、遇阴雨天气加重；舌淡苔薄白，脉沉弦，亦为寒邪痹阻之象。方用乌头汤散寒止痛，加入桑枝作为引经药物，配伍桂枝治疗腕、手关节疼痛；川牛膝引药下行，治疗双膝关节疼痛；龟板补肾助阳，以壮膝骨。诸药合用，共起散寒止痛之效。

二十、附子粳米汤

【方药组成】

炮附子10g，半夏15g，炙甘草10g，大枣3枚，粳米30g。

【方解】

附子粳米汤出自《金匮要略·腹满寒疝宿食病脉证治第十》：“腹中寒气，雷鸣切痛，胸胁逆满，呕吐，附子粳米汤主之”。此证病机为腹中寒气较盛，寒主收引凝滞，不通则痛，故表现为腹中切痛，“切”字表明了疼痛程度较为剧烈；腹中寒邪不化，停于胃肠，形成水饮，其与腹中气体相击出现鸣响，故表现为腹部雷鸣，此为肠鸣音亢进之象；寒滞胃肠，扰乱气机，胃气不降而上逆，则表现为胸胁逆满，甚则发为呕吐，总为中焦寒盛，饮邪上逆之实寒证。《素问·举痛论》云："寒气客于肠胃，厥逆上出，故痛而呕也"即为此意，治以附子粳米汤温里散寒，化饮降逆。附子粳米汤与大建中汤俱有治疗腹痛、呕吐之症，看似相似，实则有所区别，附子粳米汤有腹中雷鸣之水气证，此为不同，故用附子、半夏祛寒止痛，温化水饮。另外此方与半夏干姜散均为实寒水停之证，半夏干姜散症见干呕吐逆，吐涎沫，此为胃寒停饮，胃失和降，故呕吐、吐涎沫，卢老认为两方区别为寒邪程度不同，附子粳米汤寒邪更重，凝滞经脉，有腹部切痛之症，故以附子辛温去上下经络之寒气，相比干姜主要作用于中焦，其范围更广，力量更大，并且附子粳米汤为汤剂比半夏干姜散之散剂作用力量大亦可明证。值得注意的是，附子粳米汤中附子、半夏为一对配伍禁忌用药，而此方在仲景所用方中并非唯一含有此两味相反药物配伍的方剂，如小青龙汤去麻黄加附子、竹叶汤均有半夏、附子的配伍应用，卢老常应用此配伍，并未发现毒副作用。

附子粳米汤中的附子为大辛大热之品，温阳散寒以止腹痛；半夏性味辛温，可燥湿化痰，降逆止呕，以降上逆之饮邪；甘草、大枣、粳米味甘可缓急止痛，补益脾胃之气。附子、半夏与甘草、粳米、大枣乃相反相使配伍，相反在于润燥同用，相使在于甘草、粳米、大枣助附子、半夏温阳燥湿化饮而不伤正，扶正以祛邪。诸药合用，阳复寒散，饮化痛除，诸症可消。本方可用于治疗因中焦寒盛，水饮内扰上逆的消化系疾病，如胃痉挛、胃肠功能紊乱、胃溃疡、腹痛等。临证见腹满冷痛，痛势较甚，肠鸣漉漉，胸胁满闷，呕吐清水痰涎或夹杂未消化食物，四肢不温，舌质淡、苔白滑、脉沉紧或沉滑等象者皆可运用此方治疗。

◎验案举隅

刘某，女，56岁。

主诉：脘腹疼痛反复发作半年，加重2天。

现病史：患者近半年来胃脘部疼痛反复发作，甚则脘腹皆痛，进食生冷后即出现胃部绞痛。患者自述昨日因受凉出现脘腹疼痛，痛处拒按，随后出现腹泻，泻后痛减，腹部开始不停鸣响，次日仍觉脘腹疼痛不适，时吐清水痰涎，遂来就诊。刻下症：脘腹疼痛，伴肠鸣，口中不时可吐出少量清水痰涎，手脚凉，大便溏，日2~3次，量少，小便正常。舌质淡红、胖大，舌边齿痕，苔白滑，脉沉滑。

【中医诊断】腹痛。

【辨证】中焦寒盛，饮邪上逆。

【立法】温中散寒，化饮降逆。

【处方】炮附子10g，姜半夏15g，炙甘草10g，大枣3枚，粳米20g。7剂水煎服，早晚温服。

【二诊】患者自述脘腹疼痛、肠鸣明显减轻，现已不吐清水痰涎，在原方基础上加党参10g，炒白术20g，干姜10g，继续服用7剂，诸症明显改善。

【按语】

患者近半年胃脘部疼痛反复发作，食后、遇冷更甚，说明中焦阳气已有亏虚，加之近来外受寒邪滞于中焦，水液不化形成痰饮停留胃肠，故可见腹痛肠鸣；寒伤阳气，故可见手脚发凉；寒滞胃肠，扰乱气机，脾气不升，胃气不降，故在上可见呕吐清水痰涎，在下可见胃脘胀满不舒，大便溏泻，此即“清气在下，则生飧泄，浊气在上，则生䐜胀”之意。炮附子、半夏散寒止痛，降逆化饮，炙甘草、大枣、粳米缓急止痛，补益中焦之气，对证施治。二诊加党参、白术、干姜取理中汤温中健脾之意，健中焦以扶正气。诸药合用寒祛痛除、饮化呕止，诸症悉瘥。

二十一、大黄附子汤

【方药组成】

大黄10g，细辛5g，炮附子10g。

【方解】

《金匮要略》原文：“胁下偏痛，发热，其脉紧弦，此寒也，以温药下之，宜大黄附子汤。”胁下偏痛，发热，若兼有脉象数大，为里热证，当以峻下热结之药涤荡热邪，今其人脉象紧弦，当知其非实热也。《金匮要略·痰饮咳嗽病脉证并治》篇曰：“脉双弦者，寒也，皆大下后善虚”，故切不可一味以寒药下之。脉象紧弦，此阴寒聚集体内，虽有发热，乃寒邪阻遏体内阳气升发，阳气郁遏所致，非温不能去其寒，非下不能去其结，故以温药下之。方中附子大热通阳，走而不守，《本草正义》云：“其性善走，故为通行十二经纯阳之要药，外则达皮毛而除表寒，里则达下元而温痼冷”，可搜剔体内积聚寒邪，驱寒外出；细辛辛温宣通，助附子温里散结；大黄涤荡体内积滞，通则不痛，得附子、细辛辛温之性，其寒性去而走泄之性尚存，为“去性存用”之制。三药合用，共奏驱寒散结之功。

《医碥》曰：“痹，闭滞也。身中血气为三者之邪所闭滞，血气痹滞无不痛者，而寒之痛为甚。以寒则凝，其滞而不通，比风湿尤甚，故痛若虎咬，世呼为白虎风是也。”卢老根据其多年临床经验，以大黄附子汤为主方，通过温下法来治疗寒邪凝滞导致偏身疼痛的症状，寒邪得散，经络得通，则痛痹解也。现代药理学研究表明，附子、细辛中所含有的去甲乌药碱成分，可以帮助提高机体的新陈代谢功能，同时还具有松弛平滑肌等功效，这符合祛寒通络的药理学基础。临床中卢老根据疼痛部位不同，选用不同引经药物使药效直中病所，寒邪凝滞于掌指关节加入桑枝、桂枝；凝滞于肩部加入姜黄、海桐皮；滞于下部选用川牛膝引药下行。

◎验案举隅

李某，女，54岁。

主诉：左足背发凉1月余。

现病史：患者喜跳广场舞，不避寒暑，1个月前自觉左脚脚背发凉，左脚踝疼痛，双膝关节长时间站立后有麻木感，未予重视。但近来左脚脚背冰凉感未减，左脚脚踝活动后疼痛，故来求诊。刻下症：左脚脚背冰凉疼痛，双膝关节站立10~15分钟即出现麻木感，自觉关节凉感，饮食、睡眠正常，便溏（每日两次），脉弦，舌淡，苔白滑。

【中医诊断】痛痹。

【西医诊断】骨关节炎。

【辨证】风寒痹阻证。

【治法】温里逐寒，通络止痛。

【处方】酒大黄10g，炮附片10g（先煎），细辛5g，川牛膝15g，炙甘草10g。7剂，水煎服，早晚分服。嘱患者不可过度活动。

【二诊】患者自述脚背发凉症状减轻，左脚脚踝已无疼痛，双膝关节仍有麻木感，关节仍觉冒风。上方加巴戟天30g祛风寒，治疗关节麻木。7剂，水煎服，早晚分服。

【三诊】患者脚背发凉感大减，双膝关节已无麻木冒风感，大便成形。效不更方。7剂，水煎服，早晚分服。后诸证痊愈。

【按语】

患者喜夜间跳广场舞，冬季寒冷，寒邪入侵，凝滞血脉，不通则痛，血行不畅，筋脉失于濡养而见膝关节麻木；寒邪入里损伤脾阳而见便溏。脉弦为实寒，治以温里逐寒，通络止痛。大黄为攻积之将，配伍辛温之附子、细辛可逐寒通瘀，且大黄经过酒制后减其苦寒泻下之力，防止损伤脾阳同时更增舒筋通络之功，加川牛膝助附子温下，治疗下肢关节发冷，炙甘草缓急止痛。诸药合用，寒祛血行则愈。

二十二、大柴胡汤

【方药组成】

柴胡 24g，黄芩 15g，芍药 15g，姜半夏 15g，枳实 20g，生大黄 10g，大枣 3 枚（掰），生姜 15g。

【方解】

《伤寒论》第 136 条："伤寒十余日，热结在里，复往来寒热者，与大柴胡汤"。结，为结硬，结块，热结即热与实邪结聚在一起，病位在里，病性属阳，属阳明病，往来寒热为少阳病表现，故大柴胡汤所治为少阳与阳明合病。此方涉及病症还有《伤寒论》第 103 条："……呕不止，心下急，郁郁微烦者，为未解也，与大柴胡汤，下之则愈"；《伤寒论》第 165 条："伤寒发热，汗出不解，心下痞硬，呕吐而下利者，大柴胡汤主之"；《金匮要略·腹满寒疝宿食病脉证治第十》"按之心下满痛者，此为实也，当下之，宜大柴胡汤"，三条论述。卢老认为"心下"为胃脘部，"急"即自觉胃部逼仄，痞塞，"痞硬"为硬满不通，直至按之则痛，其"热结"之症不断加深。初因少阳胆经郁结，少阳为枢，枢机不利则调控气机升降失常，气滞于中焦而致胃脘痞塞，日久郁而化热，邪热互结而成痞块，按之疼痛；呕不止而协热利，其因有二，一为少阳胆热内郁，上犯于胃则呕吐，下迫于肠则下利；二为阳明胃腑郁热，升降失和，胃气上逆而呕吐，阳明热结旁流而引起的下利，故以大黄涤荡热邪。大柴胡汤为和解少阳之经，清泻阳明腑热之方，方中柴胡升肝经以调达木气；黄芩降胆经以清相火逆气，二者升降相因，气机得通；轻用大黄泻热散结；枳实与芍药合用即仲景所创枳实芍药散，可调和气血，除心下满痛，半夏与生姜共奏降逆止呕之功，大枣合生姜调理脾胃并调和诸药。临床中卢老常用此方治疗肝胆疾病。

急性胆囊炎是由于胆囊管或胆总管的梗阻、化学性刺激等引起的胆囊的急性炎症，主要表现为发热、右上腹痛，胆囊增大压痛，伴有不欲饮食、腹胀、嗳气等消化道症状。卢老认为此病主要责之于肝胆，主因情志不遂，饮食失节，致肝胆气机不畅，不通则痛，或过食肥甘厚味，酿生湿热，湿热之邪结聚少阳胆经，治疗应疏利少阳，利湿泻热。对于此病卢老以大柴胡汤为主方，认为处方中大黄具有清泄郁热，祛湿利胆，引邪从下走的作用。胆道结石者可加入金钱草、虎杖等药。现代药理学研究表明，金钱草具有抗炎、松弛平滑肌，收缩胆囊的作用；虎杖提取物虎杖苷可降低固醇调节元件结合蛋白及抑制其下游的脂肪生成因子，对胆固醇结石有抑制作用。卢老认为二者在治疗胆囊结石的形成、排泄中发挥不同作用，相须为用可增强疗效。

◎验案举隅

周某，男，55岁。

主诉：右胁反复胀痛3月，加重4天。

现病史：患者3个月前因多食油腻出现右胁胀痛，未予重视，后症状逐渐缓解。4天前因暴怒出现右胁胀痛加重，故来求治。刻下症：右胁胀痛加剧，放射至后背疼痛，餐后加重，心烦易怒，口干口苦，夜寐多梦，大便干结，2~3日一行，小便赤短，舌质红、苔黄腻，脉弦数。肝胆彩超提示：胆囊壁毛糙，胆囊多发结石。

【中医诊断】胁痛。

【西医诊断】慢性胆囊炎并胆囊结石。

【辨证】胆腑郁热证。

【立法】疏利少阳，利湿泻热。

【处方】柴胡24g，黄芩15g，清半夏15g，生大黄10g，枳实20g，白芍30g，生姜5g，炙甘草10g，金钱草30g，鸡内金20g，虎杖10g。7剂水煎服，早晚分服。嘱患者清淡饮食，畅情志。

【复诊】右胁痛明显减轻，口苦口干消失，大便干燥缓解，仍存在夜寐多梦。上方加珍珠母50g。14剂，水煎服，早晚分服。后睡眠明显改善。

【按语】

右胁处少阳经络，经气不利，故右肋胀痛；舌苔黄腻为湿热舌象；心烦口苦、脉弦数为胆经郁热之象，合之为胆经郁热、湿热郁阻之证。治疗以和解少阳之邪伊始，透泄少阳之邪，疏泄气机之郁滞，再清热利胆，使诸症渐去。以大柴胡汤和解少阳郁结，配伍清热利湿药物通淋化石。

二十三、枳实芍药散

【方药组成】

枳实30g，芍药30g。

【方解】

枳实芍药散出自《金匮要略》，曰“产后腹痛，烦满不得卧，枳实芍药散主之”，本条是治疗妇女产后气血不畅，腹中作痛所立。《金匮要略编注》载：“此气滞腹痛也。产后中气必虚，虚则气滞而食亦滞，故腹痛，烦满不得卧，勿疑产后定属瘀血而痛也。”卢老认为妇女产后失调，气结血凝，郁而生热而烦满不得卧，烦者多热，满为胀满。本方由枳实和芍药两药组成，枳实乃脾胃二经气分药，性味苦辛微寒，辛能开，苦能降，可破气消积，化痰除痞，《别录》载“破结实，消胀满，心下痞痛，逆气，胁风痛，安胃气”。芍药乃肝脾二经血分药，性味微苦、微酸，苦者泄，酸善收，可养血敛阴，柔肝缓急，并合枳实以防耗散太过。《本经》曰：“主邪气腹痛，除血痹，破坚积，治寒热疝瘕，止痛。”两药相合，刚柔并济，一气一血，一散一收，行滞不伤血，补血而不滋腻。朱丹溪称枳实可以冲墙倒壁，正如“心下坚，大如盘，边如旋盘，水饮所作”之症，以枳实、白术两味主治，于此可见枳实消散功力之雄。《金匮要略》论述妇产科疾病，不难发现，妇人腹痛中用芍药者十见其七，用量也以芍药为重。例如当归芍药散中，妇人妊娠肝血虚而脾湿盛，则肝脾气血不和而腹中拘急，配伍当归、川芎、茯苓、白术、泽泻等养血疏肝，健脾利湿，其中芍药用量最多；小建中汤中，阴阳不调、寒热错杂，阳气不能温煦，阴血不能濡养脏腑则为里急腹中痛，配伍桂枝、大枣、甘草等调营卫，和阴阳，芍药用量是桂枝、生姜的两倍，用量依然以芍药为重，由此可见芍药对于治疗妇人腹痛的重要性。另一条相关条文记载：“产妇腹痛，法当以枳实芍药散，假令不愈者，此为腹中有干血着脐下，宜下瘀血汤主之。”产后腹痛，属于气结血凝者，枳实芍药散以调之；假如服后不愈，为病重药轻，内有干血，凝结于少腹，宜下瘀血。卢老认为，临床中不必拘泥于经典，灵活运用此方，不仅仅对妇人腹痛效果显著，对于一般的胃脘疼痛，收效也十分满意。胃脘疼痛是临床中较为常见的病症，临床表现一般为上腹部疼痛伴随胃脘嘈杂、嗳气、泛酸等症状。早期的胃疼大多为实证，多由外邪、情志、饮食等病理因素，使得气血运行不畅，气机升降时常，当行不行，当降不降，郁滞于中，引起胃痛。治疗上应当行气散结，活血止痛，正符合枳实芍药散之意。当出现胃部泛酸时，可加入茵陈、吴茱萸。

◎验案举隅

李某，女，47岁。

主诉：胃脘部反复疼痛6月余，加重1天。

现病史：胃脘疼痛反复发作，时轻时重，今天胃痛加重，遂来就诊。刻下症：胃脘部绞痛，伴腹胀，偶有恶心，舌质略紫，苔薄白，脉弦细。

【辨证】气机阻滞，气结血凝。

【立法】行气散结，活血止痛。

【处方】枳实 30g，白芍 30g，姜半夏 10g，党参 15g，茯苓 20g。7 剂水煎服，早晚分服。嘱患者清淡饮食。

【二诊】患者诸症减轻，再服 7 剂，胃脘部绞痛消失，腹胀消失。

【按语】

脾胃为后天之本，脾主运化，胃主收纳，腐熟水谷，化生气血以养五脏，处中焦，为脏腑气机升降的枢纽，能够维持各个脏腑气机的正常运化，同时制约各个脏腑气机升降太过。卢老对于胃痛患者，注重调畅气机升降，指出“六腑以通为用”，当出现气机升降功能失调而气滞时，气血相互影响，气滞而血瘀。所以治疗脾胃，以恢复气机为要，而气血同治。

二十四、小半夏加茯苓汤

【方药组成】

半夏 20g，生姜 10g，茯苓 30g。

【方解】

小半夏加茯苓汤出自《金匮要略》卷中痰饮篇，其中有两处论述：“卒呕吐，心下痞，膈间有水，眩悸者，小半夏加茯苓汤主之。”意为水饮停滞胃脘引起的突然呕吐，卢老认为心下即指胃脘，胃脘部胀满不舒，水饮上逆，冲于膈间凌心，则引发心悸；冲于头面，蒙蔽清窍，则引起头晕、目眩。另一处原文为“先渴后呕，为水停心下，此属饮家，小半夏茯苓汤主之。”此“渴”为津液不能上承之“渴”，“先渴后呕”为渴后饮水量大、速度快，使停于胃脘的水饮随胃气上冲致呕，此为水停胃脘之症，与小半夏汤方（呕家本渴，渴者为欲解，今反不渴，心下有支饮故也，小半夏汤主之）相呼应。

小半夏加茯苓汤为小半夏汤加茯苓化裁而来。其中小半夏汤主治支饮，以半夏燥湿化痰、降逆止呕，可消痞散结，生姜可加强温中止呕、化气行水之效，此为胃中有寒饮之基础方。小半夏加茯苓汤多了三两茯苓，茯苓归于心经，可泻心下之水饮以除惊悸，此方利水作用更强，除呕吐外，更有眩悸之症。纵观《金匮要略》与《伤寒杂病论》所著经方中，茯苓甘草汤、苓桂术甘汤、小半夏加茯苓汤，三者都可以治疗因水饮所致的心悸，其中共同用药为茯苓，故茯苓为治疗水饮凌心所致心悸之良药。而对应饮形成的原因、部位不同，可加入相应药物配伍治疗，如肾之附子、心脾之桂枝、胃之半夏生姜，常配伍茯苓以达到温阳去水之功。此方适用于各种饮停胃脘引起的呕吐、心悸、眩晕等症状。

卢老通过临床观察发现，胸闷心悸者，多有大量饮水的习惯，《痰饮篇》也对此有论述："夫病人饮水多，必暴喘满。凡食少饮多，水停心下。甚者则悸，微者短气。"水邪留于胃脘，水不能化、谷不得下以致呕吐眩悸心下痞，若口渴不显著时，限制饮水为治疗的第一步。若饮邪结于心胸，化浊生痰，可加一味栝楼。西医药理研究发现，甘松可治疗心血管系统疾病，减缓心率，在治疗心律失常、室性早搏也有许多临床报道，鹿衔草可增加血液灌注液流量，扩张心血管，对心肌缺血具有保护作用。故心悸严重者卢老可加入甘松、鹿衔草相配伍。此外，若惊悸不宁加生龙骨 50g、生牡蛎 80g。若平素胃虚胃寒，可酌情加吴茱萸增强散寒降逆止呕之效，也取吴茱萸汤之意，方中还佐以党参顾护胃气，扶正祛邪并进，治疗顽固性呕吐、胃癌术后、胃轻瘫等尤为适用。

◎验案举隅

李某，女，39 岁。

主诉：心悸反复发作 1 年，加重 1 周。

现病史：患者近 1 年来无明显诱因出现阵发性胸闷心悸，每次发作持续几分钟后可逐渐缓解，曾至当地医院行心电图检查提示"心律不齐"，未予治疗。一周前因饮啤酒症状加重。刻下症：胸闷心悸，时有心下痞闷、恶心频作、头晕如裹、纳差，伴口唇干燥等症状，眠差，二便可。月经两月一行，经水量少、色暗。舌淡胖，苔白滑，脉沉弦。查血压 150/100mmHg，心率 100 次 / 分。

既往史：高血压病病史 3 年。

【中医诊断】心悸。

【西医诊断】心律不齐。

【辨证】水饮凌心证。

【立法】利湿行水，宁心止悸。

【处方】茯苓 50g，姜半夏 20g，生姜 15g，枳实 15g，生白术 50g，陈皮 30g。15 剂水煎服，早晚分服。

【按语】

本案辨证属水饮凌心证，水饮上扰心神，心神不宁则见心悸阵发，入睡困难。患者自述饮水不化，总觉得胃部有水汪汪的感觉，且素来喜饮啤酒，酒为助湿之物，蓄积可加重本已内蕴之痰湿，致心悸加重，从舌淡胖、苔白滑、脉沉弦不难看出；《濒湖脉学》言“沉潜水蓄阴经脉”，《金匮要略》痰饮篇记载“脉偏弦者，饮也”，都能帮助辨为饮邪聚湿不化，发为心悸。饮去则心悸、胸闷、头晕、胃脘部诸证好转，水液输布正常，则口唇湿润，月经以时下而月经量增多，色暗转红。临证加减，可酌情辅以理气消积、化痰除痞之枳实、陈皮，以助水液运化。此二味有橘枳姜汤之意，枳实破气，主治气在胸下。生白术配伍茯苓增强健脾利水之功。

二十五、《外台》茯苓饮

【方药组成】

茯苓 30g，人参 30g，白术 30g，枳实 20g，陈皮 10g，生姜 30g。

【方解】

本方首载于《外台秘要》中，后收录于《金匮要略·痰饮咳嗽病》附方，曰“治心胸中有停痰宿水，自吐出水后，心胸间虚气，满不能食，消痰气，令能食”。卢老认为，脾主运化，胃主受纳，脾主升清，胃主降浊，一升一降为人体气血津液化生的基础。现脾虚不能为胃行其津液，脾胃运化失常，使水液停聚于中焦。胃气虚弱，则和降失权，而出现呕吐。吐出水之后，邪去正虚，虚与气结，则满而不能食。“气满”“不能食”均为痞满的症状。痞满是自觉心下痞塞，胀满不舒，触之无形，按之柔软，压之不痛为主症的一种病症，《景岳全书》云：“痞者，痞塞不开之谓。凡有邪有滞而痞者，实痞也；无物无滞而痞者，虚痞也。”故实为有形实邪阻滞气机，脾胃升降失常；虚则为中虚不运。所以本病病机为脾胃亏虚，饮停于胃，气机阻滞而形成痞满。在治疗上应采取健脾和胃，行气利水的治法。本方以四君子汤加减化裁剪，去掉甘缓平滞的甘草，加上枳实、陈皮、生姜用来治疗“气满不能食”。方中茯苓和白术可以健脾和胃，利水祛饮；人参可以健脾和胃除痞；枳实破气消积，化痰除痞；陈皮理气健脾，配生姜又可以降逆止呕。陈皮、生姜、枳实相配有《金匮要略》中橘枳姜汤之意，“胸痹，胸中气塞，短气，橘枳姜汤亦主之”，用来治疗胸中气滞之症。陈皮、生姜相配有《金匮要略》中橘皮汤之意，“干呕，哕，若手足厥者，橘皮汤主之”，用来治疗胃寒之气阻于胸膈，气逆不降。枳实与白术配伍，又有《金匮要略》中枳术汤之意，“心下坚大如盘，边如旋盘，水饮所作，枳术汤主之”，用来治疗水饮结聚胃中。所以本病除了脾胃虚弱外，还有水饮、气滞、气逆等病理因素。卢老在临床中通过明确辨证基础，灵活运用此方，对于治疗慢性胃炎有很好的效果。因慢性胃炎多反复发作，迁延难愈，故临床上一般虚证居多，而脾胃虚弱为其根本。

◎验案举隅

刘某，男，45 岁。

主诉：胃脘胀满反复发作 3 年余，加重 3 天。

现病史：曾做胃镜示浅表性胃炎。服用奥美拉唑情况好转，但症状反复发作。近日无明显诱因胃脘部胀满加重，遂来就诊。刻下症：胃脘部胀满，按之柔软，压之不痛且胀满减轻，平素喜热食，食欲不佳，懈怠乏力，嗳气，偶有恶心呕吐，舌淡苔白润，脉缓弱。

【中医诊断】胃痞。

【西医诊断】浅表性胃炎。

【辨证】胃虚水停，气机阻滞。

【立法】健脾和胃，行气消痞。

【处方】茯苓 30g，党参 30g，白术 30g，枳实 20g，陈皮 10g，生姜 30g，姜半夏 15g。7 剂水煎服，早晚分服。嘱患者清淡饮食。

【二诊】服用 7 剂后症状明显改善，胃脘部胀满情况减轻，乏力和食欲情况较之前也有缓解。再服用 7 剂，诸症消失。

【按语】

患处按之胀满减轻且无疼痛，为虚痞。脾胃虚弱，运化失职则不思饮食。气机阻滞，虚与气结，从而出现痞满，胃失和降，则嗳气，恶心呕吐。《素问·阴阳应象大论》曰：“清气在下，则生飧泄；浊气在上，则生䐜胀”。故脾以升为健，胃以降为顺。脾不能为胃行其津液则水液停于中焦，胃气亏虚失于降浊，浊阴不降，阻滞中焦，中焦气机壅滞则胃脘部胀满。本方旨在补中寓通，使气机升降有序，脾胃调和。在临床上可以广泛用于脾胃虚弱的脾胃病患者，主要症状为胃脘部胀满伴随食欲不佳，神疲乏力，少气懒言，恶心呕吐，舌淡苔腻，脉缓弱或沉弱。

二十六、旋覆花汤

【方药组成】

旋覆花 15g（包煎），新绛（现常用茜草代替）10g，葱白 10g。

【方解】

旋覆花汤出自《金匮要略》：“肝着，其人常欲蹈其胸上，先未苦时，但欲饮热，旋覆花汤主之。”“肝着”，意指由肝脏失于疏泄，气血瘀滞，肝脉所布经络受阻，症见胸胁痞闷不舒，或胀痛、刺痛，所患之人常拍打或揉按胸部，可使气血得以暂时疏通，症状也能稍有缓解。肝着之病初在气分，但欲饮热则表明此瘀滞与寒相关，寒可收敛、凝滞气血，是故饮热水可温通经脉调达气机，后期气滞较重进一步发展为血瘀，凝结不行，如叶天士所言：“初为气结在经，久则血伤入络。”捶胸饮热已见效甚微，此方以肝之气滞血瘀、升降失常为主要病机，故选用此方以降气活络、通阳散结。其中以旋覆花为君药，其性下降，古有“诸花皆升，旋覆独降”之说，可通肝络，降气、行气以调畅气机，茜草入肝经，可活血化瘀，葱白中空，善温通表里阳气而散结，助气血运行。

卢老对于肝失疏泄引起的气血瘀滞，症状较轻者可以原方使用，若瘀象较重，胁肋刺痛、舌暗较著者可加金铃子散，土鳖虫、三棱、莪术等，若络气不足可加当归、桃仁、柏子仁以润通络脉。临床上常用此方治疗因肝气上逆，气滞血瘀所引起的带状疱疹后遗神经痛、肋间神经痛、胸膜肥厚粘连、胸腔积液等疾病，亦可应用于久病血瘀入络之腹痛、胃痛等。胁肋部带状疱疹急性期以肝经湿热为主，选方以龙胆泻肝汤合五味消毒饮加减，配以大剂量全栝楼（45~90g）舒肝郁，润肝燥，平肝逆，缓肝急，甘寒之用能和、能降、能润，故郁热自通。《本草》言“栝楼能治插胁之痛，盖为其缓中润燥，以至于流通，故痛自然止也”。同时卢老还强调在治疗此病上尤其重视大便通与不通，临床还配伍酒大黄 10~40g 通腑泄热，以泻代清，使邪有出路，与古人所说“痛随利减”不谋而合。后期出现后遗神经痛则为瘀血阻络之象，选方以旋覆花汤加减，方中还配伍使用乌梢蛇、海风藤，二者常作为经典药对加减配伍以通络止痛，乌梢蛇通达内外、搜风透骨，海风藤形似大地的经络，功善走窜游动，临床常用来治疗由神经损伤所引起的麻木、痉挛、半身不遂、口眼㖞斜、肌肉萎缩等，如面瘫、肋间神经痛以及其他类似神经炎性等疾病。至于胸腔积液，卢老亦使用旋覆花汤联合葶苈大枣泻肺汤加减治疗，用以降泻胸肺之积水。

◎验案举隅

张某，男，48岁。

主诉：右胁肋部疼痛10日。

现病史：患者10日前无明显诱因出现右胁肋部刺痛时发时止，近期疼痛频繁发作，每次持续几秒到几分钟后消失，曾自行服用布洛芬止痛片症状未见好转。刻下症：现患者右胁肋部疼痛，伴胃胀不舒，偶有嗳气，饮食尚可，睡眠质量差，二便正常。舌红、苔薄黄，脉弦有力。影像学检查：放射线胸部正侧位未见明显异常；查体：胸廓挤压征阴性。

【中医诊断】胁痛。

【西医诊断】肋间神经痛。

【辨证】肝络不和，气滞血瘀。

【立法】平肝降气，活血通络。

【处方】旋覆花30g（包煎），茜草10g，葱白30g，枳实15g，乌梢蛇10g，海风藤30g，丝瓜络20g。14剂水煎服，早晚分服，服尽痊愈。

【按语】

肋间神经痛由不同原因产生，导致肋间神经受到压迫、刺激，出现沿肋间放射性疼痛的主观症状。根据疼痛性质为刺痛，时发时止，伴有胃胀嗳气，脉弦，辨证为肝经气滞血瘀，方选旋覆花汤加减。方中重用旋覆花30g以降肝止逆、调气和血，茜草活血祛瘀，葱白中空通表里气，枳实理气消胀、散结除痞，海风藤、乌梢蛇搜风通络止痛。此外卢老还擅长根据疼痛部位，选用少许经络引经药配伍治疗，如本病配伍丝瓜络通胸胁之经络，使药达病所，临床不可不用。

二十七、当归芍药散

【方药组成】

当归15g，芍药80g，茯苓20g，白术20g，泽泻40g，川芎15g。

【方解】

《金匮要略·妇人妊娠病》曰："妇人怀娠，腹中㽲痛，当归芍药散主之。"当归芍药散是从肝脾论妊娠腹痛的经典方，由于张仲景对本方的叙述较为简练，加之年代更迭等原因，后世对"妇人怀娠，腹中㽲痛"中"㽲痛"的认识颇有分歧，存在"急痛"与"缓痛"之争。《金匮要略论注》："痛者，绵绵而痛，不若寒疝之绞痛，血气之刺痛也。乃正气不足，使阴得乘阳，而水气胜土，脾郁不伸，郁而求伸，土气不调，则痛绵绵矣”。但卢老认为“疞痛”应为“急痛”，《说文解字》虽无“疞”字，但有“疓”，且言“疓”，腹中急也”。《康熙字典》中言“疞”与“㽲”相通，故“疞”为腹中急痛。且《金匮要略·妇人杂病脉证并治第二十二》中第十七条记载：“妇人腹中诸疾痛，当归芍药散主之。”卢老认为妇人情志失调，肝失条达，肝郁侮脾，脾虚湿起，加之素体血虚，肝血不荣，血不足而水反侵之，所以腹中急痛，因为本方有茯苓、白术、泽泻，由此可见应兼有头晕、呕恶等症状。所以本病病机为肝脾不调，血虚夹瘀，水湿停聚。方中芍药性微寒，味酸苦，入肝脾二经，具有养血柔肝止痛，通顺血脉的作用；当归性温，味辛甘为补血之要药，补血和血，调经止痛，入肝经，用于肝郁血虚之证；两药相配，疗血虚脉阻之证；川芎和血以行其血滞，川芎虽辛散耗气，但与酸寒之芍药配伍，可以制约其走窜之性。白术性温味甘苦，归脾胃二经，具有补气和中，燥湿利水的功效。茯苓、泽泻利湿而除脾虚之湿，三药配伍，益气健脾兼有利湿的功效。诸药合用，疏肝养血，健脾化湿。如此腹痛止，胎自安。妊娠腹痛是妊娠期间出现的以小腹疼痛为主症的疾病，亦称为“胞阻”，是妇科常见病。女子以肝为先天，以血为本，肝主藏血，脾主生血，故本病病位和肝脾尤为相关。由于情志内伤，肝失调达，肝气不畅，气滞则血行不畅而出现腹痛，或妇人怀娠，阴血下聚濡养胞胎，冲任气血亏虚，胞络失养而出现腹痛。故妊娠疼痛的主要病因病机不外乎胞脉阻滞或胞脉失养，实则为不通则痛，虚则不荣则痛。

◎验案举隅

张某，女，26岁。

主诉：小腹部绞痛反复发作，时轻时重2天余。

现病史：患者因停经50天，无明显诱因出现小腹部绞痛反复发作两天来就诊。平素月经30~35天一行，经期7天，量少，色暗红，经行无痛经，无小腹坠胀及腰酸。化验HCG阳性，B型超声波报告：子宫前后径4.8cm，宫内见1.8cm×1.2cm孕囊。刻下症：小腹绞痛，纳食尚可，时有呕恶，大便调，舌红苔白稍腻，脉弦滑。

【中医诊断】妊娠腹痛。

【西医诊断】妊娠腹痛。

【辨证】此为肝失调达，肝气不畅，气滞则血行不畅，木郁克土，肝脾失调，脾虚湿起，加之素体血虚，肝血不荣，血不足而水反侵之，而致腹中绞痛。

【立法】养血调肝，健脾利湿。

【处方】当归 10g，芍药 30g，川芎 10g，茯苓 20g，白术 20g，泽泻 40g。7 剂水煎服，早晚分服。嘱患者清淡饮食。

服用 2 剂后疼痛明显减轻，7 剂后患者小腹部疼痛停止，再服用 7 剂，诸症消除。此后腹痛未再反复，足月生一男孩。

【按语】

当归芍药散是从肝脾论妊娠腹痛的经典方，孕期聚血养胎，肝血相对不足，肝失调达而气滞血瘀，肝气乘脾而湿气内生。由此可见，肝病传脾，脾病传肝，两脏在病变上相互影响，在临床上也给了我们一些启发，脾病不愈可从肝论治，反之肝病不愈可从脾论治，本方是肝脾同治，但以治肝为主；亦为气血同治，但以治血为主。当归芍药散与胶艾汤相比而无出血证，与五苓散相比而无水气上逆。

二十八、当归四逆汤

【方药组成】

当归 15g，桂枝 15g，白芍 15g，细辛 5g，炙甘草 10g，通草 5g，大枣 6 枚（掰）。

【方解】

当归四逆汤出自《伤寒论》第 351 条："手足厥寒，脉细欲绝者，当归四逆汤主之。"手足厥寒，而非四肢逆冷，可见本证厥逆程度较轻，厥逆范围在手足而未过肘膝。从脉象上看，细脉主血虚，正如《濒湖脉学》所说："细脉萦萦血气衰"。其病机为血虚寒凝，气血不能濡养四末，此寒伤于外，有别于四逆汤专治里寒。成无己曰："手足厥寒者，阳气外虚，不温四末，脉细欲绝者，阴血内弱，脉行不利。"四末离心脏最远，也是阳气最难到达的地方，"气主煦之，血主濡之"，气的推动无力或血不足，均可导致四肢末梢失养，从而出现手足厥寒。

此方由桂枝汤去生姜，加当归、通草、细辛而成。以桂枝汤为基础方，是以此方可治外感风寒，处方中桂枝温经散寒以通阳，《本经》记载桂枝有"利关节"之效，白芍养血柔肝，与桂枝相伍调和营卫，炙甘草、大枣补中益气以生血，以细辛易生姜，增强辛温散寒之力，另加当归、通草，当归养血通脉，助白芍以和营，通草性寒，能利关节，内通窍而外通营，正如《神农本草经》所言"通利血脉、关节"之效。全方立足养血，以通为要，养血通脉兼顾。现代药理研究发现，本方具有扩张末梢血管、改善微循环的作用，从而改善四肢寒冷。卢老多用此方治疗原发或者继发之雷诺现象，冻疮，血栓闭塞性脉管炎第一、二期，主要病机皆为卫阳不固，营血内弱，风寒痹阻。

桂枝汤是调和营卫、滋阴和阳的良方，正如柯韵伯所说："此为仲景群方之魁，乃滋阴和阳、调和营卫、解肌发汗之总方。"桂枝汤类方一般是指以桂枝汤原方为主体，根据阴阳失调之别，增减药物，其中桂枝加桂汤是桂枝汤原方加桂枝二两而成，较之桂枝汤，其温阳作用更强，可温通阳气，平冲降逆，用于治疗阳虚、冲气上逆之奔豚。桂枝加附子汤即桂枝汤原方加附子一枚，是桂枝汤证误服了麻黄汤后出现漏汗，用桂枝汤调和营卫，解肌祛风，加入辛温大热、能补少阴元阳的附子，加强扶阳温经固表之效。桂枝加芍药汤即桂枝汤原方倍用芍药而成，病以腹胀满、时腹痛、腹肌挛急脘腹为特点，方中芍药由三两变为六两，功用由益阴和营变为和脾通络化瘀，重用芍药缓急止痛、活血和络。小建中汤为桂枝汤倍用芍药加饴糖而成，倍芍药以养阴和营，重用饴糖，甘温补脾，治疗脾胃阴阳两虚之虚劳里急。桂枝加芍药生姜各一两，人参三两，新加汤为产后气血不足，在外感风寒而设，病在恶寒、身疼痛表证基础上有脉沉迟等气血不足之象，正如《伤寒论》第50条所言"假令尺中迟不可发汗，何以知然？以荣气不足，血少故也"，故处方中在桂枝汤基础上加人参三两以大补元气，芍药以益阴和血，生姜温胃安中。当归四逆汤亦为在桂枝汤基础上增加养血散寒之药而成，此方虽去生姜，但当厥阴寒邪较重时，亦可加生姜，如352条所言"若其人内有久寒者，宜当归四逆加吴茱萸生姜汤。"

◎验案举隅

王某，女，51岁。

主诉：发作性双手指苍白，麻木，发凉1年余。

现病史：患者于1年前遇冷后中指轻微发白，近3个月逐步加重，双手指末端遇凉变为苍白，渐又转青紫色，冷麻刺痛，数小时后方能转暖恢复常态，于1月前在当地医院就诊，抗核抗体谱、血常规等辅助检查均正常，诊断为雷诺氏病，予以对症治疗，疗效欠佳，遂来就诊。刻下症：两手指末端及鼻尖处发凉发白，双手发麻，手指屈曲活动度不高，不能握拳，左手僵直麻木尤甚，右手腕关节僵硬屈曲疼痛，口干夜晚加重。四肢常年冰凉，纳可，二便调。舌质淡，苔薄白，脉沉伏细。

【中医诊断】痹证。

【西医诊断】雷诺氏病。

【辨证】气血不足，寒凝经脉。

【立法】温阳散寒，养血通脉。

【处方】当归 15g，桂枝 15g，生白芍 15g，细辛 5g，炙甘草 10g，通草 5g，大枣 6 枚（掰）。14 剂，日 1 剂，水煎早、晚饭后温服。嘱双手不沾凉水、清淡饮食。

【二诊】服药两周后患者手指麻木感减轻，遇冷后手指发白发凉的程度与疼痛均有所缓解，能握拳但无力，易头面部出汗，四肢冰凉程度有所减弱，上方加川芎 30g，继服 14 剂。

【三诊】两周后诸症平稳，精神良好，虽近冷水而无复发，原方辨证加减后制成水丸，每次 9g，日 3 次，服用 3 月余。半年后随访，病未再发。

【按语】

雷诺氏病是指肢端动脉阵发性痉挛，常于寒冷刺激或情绪激动等因素影响下发病，表现为肢端皮肤颜色间歇性苍白、发绀和潮红的改变，一般以上肢较重，偶见于下肢，本病属中医“痹证”“脉痹”范畴，由于外感风寒之邪或素体阳虚，导致气血运行不畅，血不荣脉而引起四肢厥冷、麻木疼痛之症。本案患者辨为气血不足，寒凝经脉之证，予以当归四逆汤温经通脉。二诊时加川芎增强活血行气止痛之效。全方配伍得当，使阳气回复，经络温通，数载痼疾豁然而愈。

二十九、真武汤合五苓散

【方药组成】

炮附子 10g（先煎），白术 30g，茯苓 15g，白芍 15g，猪苓 10g，泽泻 20g，桂枝 10g，生姜 10g。

【方解】

真武汤在《伤寒论》中出现两处，分别为“太阳病发汗，汗出不解，其人仍发热，心下悸，头眩，身瞤动，振振欲擗地者，真武汤主之”“少阴病，二三日不已，至四五日，腹痛，小便不利，四肢沉重疼痛，自下利者，此为有水气。其人或咳，或小便利，或下利，或呕者，真武汤主之。”卢老认为真武汤证本为内有水饮而外感之证，类似小青龙汤证之外寒内饮之证，其证多有小便不利，此证若仅发汗，则表不解，故仍发热，正如桂枝去芍药加茯苓白术汤，服桂枝汤发汗后，仍有表证，且小便不利，亦可在苓桂术甘汤、苓桂枣甘汤、五苓散等条文可鉴。发汗不得法，徒伤阳气，使病陷入少阴，更加重水饮泛滥，且辛温发汗易引动水饮冲逆，凌心则心悸，犯肺则咳，引动胃饮上逆则呕，水饮上蒙清窍则头眩。"身瞤动，振振欲擗地"此症一方面为水饮动经，此症之轻证如苓桂术甘汤之"身为振振摇者"，亦如防己茯苓汤之"四肢聂聂动"；另一方面为发汗伤阳，四肢失于温煦所致。"四肢沉重疼痛"症，卢老认为若仅为少阴寒化证，其应如附子汤所言"身体痛，骨节痛"，而此处侧重"沉重"之感，为水饮留滞经脉之象。少阴阳虚，累及太阴，可出现"腹痛""下利"之症。此病表仍不解，但邪已陷入少阴，治疗应侧重里证，正如372条所言"下利腹胀满，身体疼痛者，先温其里，乃攻其表，温里宜四逆汤，攻表宜桂枝汤"。方中附子辛热，大补脾肾阳气，使水有所主；白术健脾燥湿，可补益脾气，使水有所制；茯苓淡渗，健脾利水；生姜温散水气，使水有所散，与附子合用加强附子温阳散寒的功效，与茯苓合用助其温脾利水之效，且有解表之效；芍药在《神农本草经》中记载"止痛，利小便"，擅于解挛急，止腹痛，敛阴和营，可制约姜附的温燥之性。全方相伍，既能温补脾肾之阳，又可利水祛湿。

五苓散在《伤寒杂病论》中出现十一次，所涉条文甚多，此处仅论述较经典的条文，即"脉浮，小便不利，微热消渴者，宜利小便、发汗，五苓散主之""渴欲饮水，水入即吐者，名曰水逆，五苓散主之""假令瘦人脐下有悸，吐涎沫而癫眩，此水也，五苓散主之"。第一条是为内有水饮而外感之证，虽发汗表仍不解，水蓄膀胱，气化不利，则小便不利，液不能上承，故消渴欲饮。第二条是水饮停于胃，津液不上输而口渴，饮水则胃中难以收纳，故水入即吐。第三条是下焦水逆，脾虚则水谷不能化精微而为饮，即"其人素盛而今瘦"；水气相搏，饮邪停于下焦故脐下有悸，水气上冲于胃，故呕吐涎沫，水气阻遏清阳故癫眩，故用五苓散使水气从小便而去。方中茯苓、猪苓淡渗利湿，导水下行，泽泻泄热渗利水湿，白术健脾益气制水，桂枝辛温解肌，通阳化气，诸药合用，水行气化，表解脾健，蓄水留饮诸疾自除。

真武汤证与五苓散证均属下焦水邪为患，但五苓散证为太阳表邪不解，水蓄膀胱，以小便不利，口渴欲饮，少腹硬满为主；真武汤证是肾阳虚弱，不能制水，水邪泛滥，以四肢沉重疼痛，下利，腹痛，小便不利为主，或出现水肿之症，并兼阳虚之象。卢老临证时多两方合用治疗肾炎水肿、尿崩症、慢性肠炎等病。

◎验案举隅

王某，男，30岁。

主诉：口干、多饮、多尿3年余。

现病史：患者自诉3年前夏季参加劳作，白天未饮水，夜晚饮水甚多，随后出现尿频，白天约每小时1次，夜间4～6次，大便尚调，查糖化血红蛋白、肾功能、电解质正常，尿比重明显降低，禁水加压试验结果示：禁水后仍大量排尿，尿比重增加不明显（1.001～1.002），尿渗透压低，尿崩症诊断明确；垂体MR未见明显异常。经过多年治疗症状稍有缓解，为求进一步诊治，遂来就诊。刻下症：现患者精神疲倦，形体肥胖，无头痛头晕，无视野缺损，腰膝酸软，平素怕冷，口干喜热饮，日尿量5L左右，小便清长，尿频，夜间尤甚，大便正常，舌质淡，苔水滑，脉沉。

【中医诊断】消渴。

【西医诊断】尿崩症。

【辨证】肾阳虚乏，气不化水。

【立法】温肾助阳，化气行水。

【处方】炮附子10g（先煎），白术30g，茯苓15g，白芍15g，猪苓10g，泽泻20g，桂枝10g，生姜10g。7剂，每日1剂，分早晚两次饭后温服。

1周后复诊日尿量及饮水量明显减少，守原方再服7剂后口干症状缓解，每日尿量减至1.5L左右，嘱其清淡饮食，调畅情志，增强运动，以防复发。

【按语】

此患为肾阳不足，不能蒸腾水液，水液留滞，不能上承则口渴，水液下流则小便清长，肾气失于固摄则小便频数，此外腰膝酸软，平素怕冷，脉沉亦为肾阳不足之象，舌苔水滑为阳虚水饮之象。故卢老以附子、桂枝温阳以治其本，白术、茯苓、猪苓、泽泻、生姜、白芍利水以治其标，此利水为“通因通用”之意，虽小便频数，仍大力利水，使水饮去，助肾脏主水功能恢复。

三十、千金苇茎汤合麻黄连翘赤小豆汤加减

【方药组成】

芦根30g，冬瓜子30g，生薏苡仁50g，桃仁5g，赤小豆30g，连翘50g，炙麻黄10g，生石膏50g。

【主治】

大叶性肺炎。

【方解】

大叶性肺炎多数由肺炎双球杆菌感染所引起，发病急骤，常见临床症状为寒战、发热、胸痛、咳嗽。本病发生多素体郁热，在卫阳不足的情况下受寒、过劳等诱因使外邪由皮毛乘虚而入，初犯肺卫，邪气进一步深入，或失治误治，由卫分顺传气分，出现邪犯肺热之症，如身热、烦渴、喘咳、胸痛、舌红、苔黄、脉数等症，又或逆转心包，发为昏厥，与此病并发症感染性休克相类似。卢老认为此病初在卫分，宜辛凉宣肺，清热解表，若邪热更甚，肺失宣肃，可使痰热阻肺，即发展为实变期，卢老以清热涤痰，宣肺平喘为法，常选用苇茎汤合麻黄连翘赤小豆汤加减化裁治疗此病。

苇茎汤在《金匮要略·肺痿肺痈上气病脉证治第七》中记载："治咳有微热，烦满，胸中甲错，是为肺痈。"其病机为湿热痰瘀结于肺中，故咳嗽微热，烦满，吐腥臭黄痰脓血，血凝于肺，不能荣养肌肤，故胸部皮肤粗糙如鳞状，治宜苇茎汤。此方清热化痰力强，为治疗肺热咳喘、痰瘀互结基础方，卢老常用于大叶性肺炎、肺脓肿、支气管炎等肺热疾病。《伤寒论》第 262 条："伤寒，瘀热在里，身必黄，麻黄连翘赤小豆汤主之。"麻黄连翘赤小豆汤治疗瘀热在里、不能外越之证，此方原为湿热黄疸偏表而设，其中七分清利湿热，三分表散外寒。此方以麻黄汤去桂枝加姜枣表散寒邪，以解阳郁之热，复以桑白皮、连翘、赤小豆皆苦寒清里热祛湿，赤小豆还能清中又活血；甘草、大枣健脾安胃，以补后天。其中麻黄具有强大的辛散作用，发汗力较强，入肺经，可散肺中病邪，疗喘满，但因其性温，对于肺热瘀阻者用量不宜过大，仲景经方常以麻黄配伍大量石膏治疗肺热咳喘，不仅能抑制麻黄的温燥之性，还能使之增强平喘之功而减弱发汗之过。从越婢汤、小青龙加石膏汤、麻杏石甘汤不难看出，烦躁、汗出、口渴是仲景使用石膏的规律。而从药量上看，往往汗出者用石膏量更大。麻黄、连翘、桔梗配伍，增强宣发肺气之功，针对肺炎引起的肺不张，可有效缓解通气功能。此方虽治表证无汗，但麻黄配伍大量石膏，反治汗出，尤善治汗出有热、喘而急迫者。此外，白蔹可清热解毒、散结消痈，合欢皮活血消肿止痛疗内痈，二者配伍，即为合欢饮，其功效为治疗肺痈久不敛口，卢老常以此方来治疗或者预防肺痈的发展。此病发展后期，当注意顾护胃气，以防大量寒凉之药伤及胃阳，二者还能培土生金，使水谷精微上输肺脏，肺气充足，卫外以固。

◎验案举隅

苏某，女，35 岁。

主诉：反复发热，伴咳嗽咳痰 1 周。

现病史：1 周前因在室外感寒，出现发热，自行口服乐松降温，体温下降后又反复升高，特来求诊，现体温 39℃，汗出量大，咳嗽吐黄痰，略有喘促，不能侧卧，纳可，大便干，小便可。辅助检查：双肺 CT 示：右肺上叶炎症病变，伴肺不张。

【中医诊断】喘证。

【西医诊断】大叶性肺炎。

【处方】赤小豆 30g，连翘 50g，冬瓜子 30g，芦根 30g，白茅根 30g，桃仁 5g，生薏苡仁 50g，桔梗 30g，生甘草 10g，蒲公英 30g，射干 30g，拳参 10g，生石膏 50g，炙麻黄 10g，白蔹 10g，合欢皮 30g，白豆蔻 10g，神曲 10g，炒麦芽 10g，鸡内金 10g。3 剂水煎服，日 1 剂早晚分服。

【二诊】服 1 剂次日烧退，喘促已无，后以一诊方加减治疗两周痊愈。

【按语】

本案属痰热阻肺型，邪热入里，壅于肺脏，病势较剧，热毒炽盛，故以高热持续为主，此大汗为里热熏蒸逼邪外出，故汗黏稠量大，治以清热解毒，泄热涤痰。方选用苇茎汤合麻黄连翘赤小豆汤。此患者病变出现肺不张，用麻黄、连翘、桔梗开宣肺气，桔梗更被誉为舟楫之剂，可载药上行，加石膏制约麻黄发汗助其平喘，卢老认为桑白皮降泄肺水，常用于风心病等引起的浮肿、小便不利之症，故此方去桑白皮加石膏，方中蒲公英、射干、连翘、石膏、拳参等可大量应用以增强清热解毒之功，用量 30~100g 不等，此药量大，药液多，可令患者少量多次频服。白豆蔻可以温中和胃，以防寒凉太过伤及胃阳。卢老重用大量药物治疗疾病常常考虑中焦脾胃是否能受纳和输布，故加神曲、炒麦芽、鸡内金扶中州，健运脾胃。疾病后期，热势已退，当顾护阴津，宣通肺络，且热邪炽盛，消灼津液，故应配伍养阴生津之药，如沙参、麦冬、玉竹等。

三十一、栝楼薤白半夏汤合橘枳姜汤合茯苓杏仁甘草汤

【方药组成】

栝楼 30~ 50g，薤白 15g，清半夏 15g，陈皮 10g，枳实 20g，茯苓 30g，杏仁

5g，炙甘草 10g。

【方解】

《金匮要略·胸痹心痛短气病脉证治第九》曰：“胸痹，不得卧，心痛彻背者，栝楼薤白半夏汤主之”“胸痹，胸中气塞，短气，茯苓杏仁甘草汤主之；橘枳姜汤亦主之”。栝楼薤白半夏汤主治胸痹重证，胸痹是以喘息咳唾，胸背痛，短气为主证，由于胸阳不振，寒饮停滞，肺中气机不畅，则喘息咳唾，而致不得卧；寒饮浊邪阻碍气机，故心痛彻背，胸背痛程度加剧。方中栝楼化痰散结，薤白行气导滞，半夏逐饮降逆、化痰止涎，加入白酒行气活血，以痰浊壅盛为主要病机。橘枳姜汤与茯苓杏仁甘草汤均治胸痹轻证，胸中气塞，短气，可知此证胸中不痛，水气停滞而为病，若水邪偏盛者则短气，治以茯苓杏仁甘草汤；若气滞甚者则胸中气塞，治以橘枳姜汤，正如《医宗金鉴》所说：“胸中气塞，胸痹之轻者也。胸为气海，一有其隙，若阳邪干之则化火，火性气开，不病痹也。若阴邪干之则化水，水性气阖，故令胸中气塞短气，不足以息，而为胸痹也。水盛气者，则息促，主以茯苓杏仁甘草汤，以利其水，水利则气顺矣。气盛水者，则痞塞，主以橘皮枳实生姜汤，以开其气，气开则痹通矣。”橘皮、枳实畅达心胸气机，生姜化饮和胃、理气降逆，茯苓杏仁甘草汤中茯苓、杏仁化痰饮、利肺气，甘草益胃和中。

稳定型心绞痛以阵发性前胸压榨或疼痛感觉为特征，常发生于劳动或兴奋时，持续数分钟，休息或用硝酸酯类药物后疼痛消失，心绞痛可归属于中医胸痹、心痛范畴。汉代张仲景的《金匮要略》正式提出“胸痹”之名，主要临床表现为胸背部疼痛，喘憋气短，甚至难以平卧，心痛彻背，并提出阳微阴弦为其主要病机。胸痹心痛多由于六淫之邪外侵，内伤七情，劳乏不节，或饮食肥甘，导致上焦阳气虚损，引起阳微不运，阴寒之邪客于心之血脉，导致脉道不利、气血凝滞闭阻而产生的本虚标实之证。

卢老认为胸痹有轻重之别，临证时需详辨寒热虚实，如胸痹重证邪闭胸阳而兼有痰饮者用栝楼薤白半夏汤；胸痹轻证，饮邪偏重者用茯苓杏仁甘草汤，气滞偏重者用橘枳姜汤。卢老常三方合用治疗痰浊水饮互结之心绞痛，又是辨治诸多杂病如心病、肺病、脾胃病、肝胆病的重要基础方。

◎验案举隅

刘某某，女，52 岁。

主诉：胸闷、胸痛反复发作 3 年余，加重 1 周。

现病史：患者 3 年前因饱食或情绪波动后出现阵发性下颌部拘急不适，胸骨后及心前区憋闷疼痛，历时3~5分钟，发作日趋频繁，近一周发作3次，含服速效救心丸后1~2分钟缓解。刻下症：胸痛延及后背，心悸，胸闷喘息不得平卧，咳唾白痰，清稀量多，形寒肢冷，手足不温，面色苍白，纳可，二便尚可，舌体胖大，舌质淡，苔白腻，脉沉细弱。血压正常，心电图检查：窦性心律，冠状动脉供血不足。

【中医诊断】胸痹。

【西医诊断】稳定型心绞痛。

【辨证】寒凝心脉，痰浊痹阻。

【立法】散寒通痹，消痰逐饮。

【处方】栝楼30g，薤白15g，清半夏15g，陈皮10g，枳实20g，茯苓30g，杏仁5g，炙甘草10g，当归10g，桂枝15g，白芍15g，细辛3g，通草5g，大枣6枚。7剂，每日1剂，分早晚两次饭后温服。

服药至第3天，胸痛仅发作1次，症状较轻，时间缩短，其他症状亦缓解，随后守方服药1月余，胸闷、心痛基本控制，白腻苔减退，舌渐淡红，嘱其饮食清淡，适当活动。

【按语】

本例患者胸闷，胸痛，形寒，咳唾有痰，舌质紫暗，苔白腻，辨为寒凝心脉，痰浊痹阻之胸痹。治宜散寒通痹，消痰逐饮，经方用栝楼薤白半夏汤合橘枳姜汤合茯苓杏仁甘草汤，栝楼、半夏消痰逐饮通痹，温通心阳，甘草、薤白益气散寒通脉，橘皮、枳实畅达心胸气机，生姜化饮和胃、理气降逆，茯苓、杏仁化痰利肺，加当归四逆汤温阳散寒，养血通脉。全方散而不过，补而不腻，使寒散痰化，诸症向愈。

三十二、泽泻汤合吴茱萸汤合小半夏加茯苓汤

【方药组成】

泽泻50g，生白术20g，吴茱萸5~10g，党参10g，生姜15g，大枣1枚（掰），姜半夏20g，茯苓30~50g。

【主治】

梅尼埃综合征。

【方解】

梅尼埃综合征是由内耳淋巴积水、迷路水肿引起的一种内耳功能损害的疾病，属中医学“眩晕”范畴。临床以眩晕、恶心呕吐、耳鸣、耳聋为主要表现。本病常突然发作，患者自觉闭目时周身旋转，动则症状加重，出现频频摔倒不能自制，严重影响患者的生活质量。卢老认为，此病病机为中阳不振、阳不化饮、饮停心下、水饮上逆而发为眩晕。《金匮要略》曾提出“痰饮致眩”理论，指出痰饮是眩晕的重要病因，而论痰饮的形成，首当责之在脾，脾为生痰之源，脾虚则运化失司，痰饮内生。卢老以化饮利水，降逆化浊为法，常选用泽泻汤合吴茱萸汤合小半夏加茯苓汤加减化裁治疗此病。

《金匮要略》中痰饮篇有相关论述：“心下有支饮，其人苦冒眩，泽泻汤主之。”此方主治支饮之邪上犯头目、蒙蔽清阳出现冒眩之症。《类聚方广义》中记载：“支饮冒眩症，其剧者，昏昏摇摇，如居暗室，如居舟中，如步雾里，如升空中，居屋床褥，如回转而走，虽瞑目敛神，亦复然，非此方（泽泻汤）则不能治。”此描述与梅尼埃综合征相一致。卢老常运用此方作为治疗梅尼埃综合征的基础方，其中重用泽泻 50g 利水祛饮不伤阴，泄浊阴于下，少与白术健脾制水，使水饮不生，两药一温一寒，功专利水，为治头冒眩、祛水饮之要药。研究发现，泽泻汤具有减轻内淋巴积水的作用。

《伤寒论》中论述吴茱萸汤：“食谷欲呕者，属阳明也，吴茱萸汤主之。得汤反剧者，属上焦也。”“少阴病，吐利，手足厥冷，烦躁欲死者，吴茱萸汤主之。”“干呕，吐涎沫，头痛者，吴茱萸汤主之。”概括来说此方可治疗阳明寒呕、少阴吐利、厥阴头痛之症。卢老认为若病人同时伴有怕风畏寒，手足不温，胃虚不能纳谷，食入即吐，此虚寒从下上也，当用辛热之吴茱萸下三阴之逆气，此药降逆之力强，配伍党参、大枣补益中焦，顾护胃气，使胃阳得以复生，水饮得以运化。

同时，卢老常联合小半夏加茯苓汤，此方同样能治疗因水饮上逆引起的呕吐、眩悸、心下痞之症。小半夏加茯苓汤祛水之力较泽泻汤弱，但方中半夏、生姜温中降逆止呕力强，生姜还可以化气行水，主攻中焦，茯苓归于心经，可降心下水饮之冲逆，与泽泻汤相加利水之效更强，使水饮之邪从小便去，对于水饮上逆引发的心悸临床不可不用。三方合用，温阳降逆祛水三者并进，阴阳上下平衡，则眩晕即除。

◎验案举隅

徐某，男，49 岁。

主诉：眩晕反复发作 3 年，加重 1 天。

现病史：患者近 3 年来头晕、目眩、呕吐反复发作，头晕发作时不敢移动，常呕吐。1 天前因与人发生争吵症状加重，现头晕目眩不能自制，耳鸣，恶心欲呕，自觉四周天旋地转，动则眩晕更甚，伴阵发性心悸，食少，面色萎黄浮肿，大便溏薄，小便短少，舌胖，苔白滑，边有齿痕，脉沉弦。

【中医诊断】眩晕。

【西医诊断】梅尼埃综合征。

【辨证】饮气上逆，蒙蔽清阳。

【立法】化饮利水，降逆化浊。

【处方】泽泻 50g，生白术 20g，吴茱萸 5g，党参 10g，生姜 15g，姜半夏 30 g，茯苓 50g，泽兰 50g。7 剂水煎服，早晚分服。

服用 1 剂半症状大减，趋于平稳，3 剂后只略有晕感，为巩固治疗投以原方续服 7 剂，此后眩晕未再复发。

【按语】

本病案病机为水饮上逆，蒙蔽清窍之证。病人素体水饮内盛，遇情志诱发，水随气逆，上扰清窍，见头晕目眩；胃失和降则呕吐，水饮凌心则心悸。从舌胖边有齿痕、苔白滑、脉沉弦（《濒湖脉学》论述沉脉："沉潜水蓄阴经"；弦脉："单弦饮癖"）不难看出，此为饮邪上逆之证，当速降逆化浊。此方还可加泽兰 50g 活血祛瘀，行水消肿，《本经》言可去骨节间水。治疗半月，饮邪得降，胃气已和，故自愈。

第三部分 自拟处方

一、抑免汤

【方药组成】

生地 20g，连翘 30g，牡丹皮 15g，赤芍 15g，土大黄 10g，虎杖 10g，徐长卿 15g，黄芩 10g，土黄芪 15g。

【主治】

风湿免疫疾病如系统性红斑狼疮、皮肌炎、硬皮病，皮肤过敏性疾病如过敏性紫癜、过敏性皮炎、银屑病，变异性哮喘。

【病因病机分析】

卢老认为风湿免疫性疾病、皮肤过敏性疾病是中医治疗的一大优势，血热、血瘀、血燥是其病因，湿、毒、瘀为病理产物，病机为实证或虚实夹杂。而风湿免疫疾病离不开内外二因，外因为风寒湿热等六淫邪气侵袭肌肤、关节、孔窍，日久入里化热，痹阻脏腑经络，甚至热盛化毒，临床上可见发热、关节红肿热痛等症状；内因为痰热内生，湿热瘀毒阻滞经络，气血瘀滞肌肤，在外表现为皮肤红肿热痛或瘀斑。热伤血分，血燥风搏或热邪煎灼气血，血热外溢，瘀于皮肤，则表现为红斑性皮肤损害。心之合脉也，其华在面，热邪入于血脉，火性炎上，上犯头面则头面部易有红斑。热邪与湿结，流于关节经络则出现关节、肌肉酸痛，湿性重着趋下，湿注下焦则下肢皮肤易有瘀斑。

【方药分析】

抑免汤可以明显改善风湿免疫性疾病的皮肤损害，方中以生地、连翘为君药。生地味甘性寒，清热凉血，养阴生津，固护正气，常用于温热病热入营血或热病伤阴，《本草述钩元》谓其能“治热积成斑”，《神农本草经》曰：“逐血痹……作汤除寒热积聚，除痹，生者尤良”。连翘味苦性微寒，清热解毒透邪，善于清心火、解疮毒，有“疮家圣药”之称，且能透热转气，使营分之热透出气分而解，多用于痈肿疮毒、发斑发疹，《本经》记载：“主寒热……痈肿恶疮，瘿瘤，结热”，《医学衷中参西录》认为其“能透表解肌，清热逐风……托毒外出，又为发表疹瘾要药”。牡丹皮、赤芍、土大黄、虎杖共为臣药。牡丹皮、赤芍清热凉血，活血祛瘀，二者相须为用，活血凉血之效倍增，现代药理研究亦证明牡丹皮、赤芍具有镇痛、抗过敏、调节免疫、保肝等作用。土大黄亦名羊蹄根，性寒味苦，苦能燥湿，寒能清热，清热泻下，解毒杀虫，现代药理研究证明土大黄具有抗菌、抗肿瘤、止血等作用，多被用于治疗皮肤病、出血症、紫癜等多种疾病。虎杖味苦性寒，苦寒之性能清湿热、解热毒，入血分散血瘀，为皮肤科湿热瘀毒病机的常用药，兼能泻下通便，使湿热之邪从二便而去，《本草纲目》认为其“主疮疖痈毒，破风毒结气”。土大黄与虎杖相伍，一散一收，活血止血，止血而不留瘀。黄芩、徐长卿、土黄芪三药共为佐使。黄芩味苦性寒，清热燥湿，泻火解毒，为祛气分邪热、湿热之良药，亦能协助清血热。现代研究报道，黄芩具有退热、抗菌、抗病毒、抗过敏等药理作用。徐长卿味辛性温，祛风化湿、止痛止痒，《神农本草经》言：“主鬼物百精，蛊毒之疫疾，邪恶气，温疟”，徐长卿具有抗过敏、抑制免疫和抗炎的药理作用。土黄芪味辛甘，性平，行气利湿，解毒消肿。诸药合用，共奏凉血活血、利湿解毒之功。若治疗过敏性咳嗽，则加炙麻黄 20g，杏仁 15g，甘草 10g，增止咳平喘之效。

◎验案举隅

李某，女，10 岁。

主诉：双下肢反复瘀点 1 月余。

现病史：患者 1 个月前无明显诱因出现双下肢伸侧针尖大小淡红色瘀点，当地医院诊断为过敏性紫癜，具体药物名称及剂量不详，症状未见明显好转，遂来求诊。刻下症：双下肢伸侧可见散在粟粒至黄豆大小暗红色瘀点，压之不褪色，夜间加重，遇冷遇热无明显变化，无关节肿痛，无腹痛，纳可，睡眠正常，大小便正常，舌质暗红，苔黄，脉滑数。实验室检查：血小板 457×10^9/L，淋巴细胞比率 18.9%，中性粒细胞数 8.20×10^9/L，血小板压积 0.45%，尿常规、抗核抗体谱无异常。

【西医诊断】过敏性紫癜。

【中医诊断】紫癜（气分湿热，血分瘀热证）。

【治法】清热利湿，凉血解毒。

【处方】生地黄 20g，连翘 30g，赤芍 15g，牡丹皮 15g，虎杖 10g，徐长卿 15g，黄芩 10g，土大黄 10g，生甘草 10g，紫草 10g，茯苓 30g。7 剂，水煎服，日 1 剂。服药期间嘱患者清淡饮食，忌食辛辣生冷油腻海鲜，禁涂激素药膏。

【二诊】皮疹颜色变淡，大便略溏，上方加苍术 20g，继服 14 剂。

【三诊】双腿皮疹基本消失，无新发皮疹，偶有瘙痒，二便调，前方加冬瓜皮 30g，14 剂，水煎服。继续予原方随症加减，服用 14 剂以巩固疗效。

【按语】

此例患者病程较短，求治及时，疗效甚佳。一诊时结合其舌脉，辨为湿热瘀结证，予抑免汤加减，方中去土黄芪，加紫草增凉血活血、解毒透疹之功，加茯苓以祛湿健脾，固护胃气。二诊出现大便溏加苍术辛温健脾，防苦寒伤及脾胃。三诊皮肤瘙痒，故加冬瓜皮增强祛湿止痒疗斑之效。

二、四藤二龙汤

【方药组成】

青风藤 50g，海风藤 50g，鸡血藤 50g，天仙藤 50g，穿山龙 25g，地龙 25g。

【主治】

类风湿关节炎、骨关节炎、银屑病关节炎等风湿疾病。

【病因病机分析】

《素问·痹论篇》云："风寒湿三气杂至，合而为痹也"。类风湿关节炎、骨关节炎可归属于中医学"痹证"范畴。痹证的发生发展离不开内外二因。风、寒、湿、热之邪是痹证的外部致病因素，它们使机体气血运行受阻，经络阻塞，临床表现为筋骨、关节、肌肉的酸、重、麻及屈伸不利等。内因为人体脏腑功能失调，气化不利，水液代谢障碍，形成痰饮、瘀血等病理产物，饮邪流注经络，则出现肢体麻木、屈伸不利等症状，瘀血阻滞经脉，血行不畅，可见皮肤瘀斑、局部肿痛青紫。

卢老认为痹证病机多为风寒湿热等邪气困阻人体经络，进而侵蚀人体肌肉筋骨，气血为邪气所闭塞，经络气血不得通畅，化生痰瘀，相互搏结，不通则痛。当人体正气不足，六淫邪气侵袭，卫表阳气不固，三焦腠理开泄，风寒湿热等邪气则易趁此时而入肌腠经络，导致经络痹阻，气血津液运行紊乱，阻滞于经筋、肌肉之处，表现为肌肉酸胀疼痛、关节肿痛畸形等症状。故本病的关键病机为邪气入络，瘀滞痹阻，不通则痛，故治疗当以通经活络、化瘀止痛为法则，并自拟四藤二龙汤。

【方药分析】

四藤二龙汤中青风藤味苦辛性平，辛能散能行，祛风通络，利小便，主治风湿痹痛，关节肿胀，麻木不仁，水肿脚气，《本草汇言》记载："青风藤，散风寒湿痹之药也，能舒筋活血，正骨利髓，故风病软弱无力，并劲强偏废之证，久服常服，大建其功"，现代药理研究发现青风藤有抗炎、镇痛、镇静、抑制免疫等作用。海风藤味辛苦，性微温，苦能燥湿，祛风湿，通经络，行气止痛，《本草再新》言："行经络，和血脉……下湿除风，理腰脚气"。二者相伍，除风湿、通经络、利关节之力更强，且能消肿止痛，治疗关节疼痛麻木之症。鸡血藤味苦甘性温，甘能补益和中，活血补血，舒筋活络，无论血瘀、血虚或血虚兼有瘀滞之证皆可适用，《本草纲目拾遗》记载："壮筋骨，已酸痛，和酒服……治老人气血虚弱，手足麻木瘫痪等症"。天仙藤味苦性温，活血通络，利湿消肿，治一切诸痛，《本草正义》认为其能"宣通经隧，导达郁滞，疏肝行气"。穿山龙味甘苦性温，祛风除湿，舒筋通络，活血止痛，可走可守，能补能通，治疗腰腿部剧烈疼痛，筋骨麻木。地龙味咸性寒，息风通络，善走血分，搜风剔邪，使血脉畅通，瘀滞自除。二龙配伍，化瘀通络之力更强，壅滞得通，气血运行得以恢复正常，从而改善关节晨僵、屈伸不利等症状。诸药合用，共奏通疏风通络、化瘀止痛之效。

若患者寒湿偏重，可加川乌、乌梢蛇、苍术等，若湿热偏重，则加黄柏、薏苡仁、土茯苓等。此外，卢老认为痹证临床表现复杂，故可按关节疼痛部位分部用药，如掌指关节疼痛加桑枝、白芥子，腕关节加连翘、降香，肩肘关节加海桐皮、姜黄、威灵仙，髋关节加土鳖虫、酒大黄，膝关节加鹿角霜、龟甲，踝关节加骨碎补、续断。

◎验案举隅

吕某某，女，54岁。

主诉：双手多关节疼痛时轻时重5月余，加重1周。

现病史：患者于5个月前冒雨吹风后出现双手近端指间关节肿痛伴有晨僵，于当地某医院就诊，诊断为类风湿关节炎，予以双氯芬酸钠缓释片、甲氨蝶呤口服，疗效尚可，近1周关节疼痛加重，为寻求中医中药治疗，遂来就诊。刻下症：四肢晨僵，双手多个近端指间关节、双腕关节、左踝关节疼痛肿胀，局部关节皮温升高，关节活动受限，伴有胸闷气短、恶心纳呆等全身不适症状，睡眠正常，二便调。舌体胖大，舌质红、边有瘀斑，苔黄腻，脉滑数。

【西医诊断】类风湿关节炎。

【中医诊断】痹证（湿热痹阻证）。

【治法】清热化湿，活血通络。

【处方】青风藤 50g，海风藤 50g，鸡血藤 50g，天仙藤 50g，穿山龙 25g，地龙 25g，川牛膝 20g，薏苡仁 30g，蚕砂 10g，骨碎补 20g，桑枝 10g，连翘 20g，黄连 10g，清半夏 10g，栝楼 30g，枳实 10g。14 剂，日 1 剂，水煎早、晚饭后温服。

【二诊】胸闷恶心好转，关节疼痛肿胀晨僵稍缓解，舌苔薄黄，脉滑数，去枳实，黄连减至 5g，再服 14 剂。

【三诊】关节晨僵肿胀消失，偶有劳累后出现酸痛伴屈伸不利，已能独立行走，在上方基础上辨证加减，继续服 30 剂。

服用汤药已两月，关节活动轻快，已无屈伸不利，改为丸药，日 3 次，每次 9g。3 个月后来诊，症状完全消失，能正常生活工作，随访 3 年无复发。

【按语】

结合患者关节红肿热痛，舌体胖大，舌质红、边有瘀斑，苔黄腻，脉滑数，诊断为湿热痹阻型痹证。患者久居东北寒冷之地，正气不足，易感外邪，致营卫气血津液失调，生痰湿而化郁热，湿热瘀滞于经络筋骨关节，故患者表现为局部红肿热痛，活动不利；湿热壅滞脾胃，中焦运化失司，故患者出现纳谷不馨、胸闷等症状。卢老选用四藤二龙汤为基础方，加薏苡仁清热利湿，舒筋活络，川牛膝补肝肾强筋骨，通血脉而利关节，蚕砂祛风除湿，舒筋缓急，以缓急关节拘急，骨碎补、桑枝、连翘分别为踝、手指、腕关节的引经药，加小陷胸汤以清热散结，枳实消积除痞，全方配伍得当，风湿得除，经络得通，关节得养，肿痛灼热自消。2 个月后病情缓解，进入慢性恢复期，故以丸药缓治，使正气得复，邪气得清，气血调和，则病自去。

三、糖肾汤

【方药组成】

党参 20g，黄芪 30g，山药 30g，黄精 30g，生地黄 20g，玉竹 15g，葛根 30g，丹参 30g，益母草 30g，泽兰 30g，酒大黄 5g。

【主治】

糖尿病肾病。

【病因病机分析】

糖尿病肾病（DKD）是糖尿病常见的并发症，发病率呈逐年增高的趋势，本病的临床表现多样化，早期可无明显症状，随疾病进展可出现蛋白尿增多，肾功能下降，并伴有口渴、多尿、乏力、腰酸，眼睑水肿或下肢凹陷性水肿，有时伴体重下降。部分患者可表现为大量蛋白尿，甚至呈肾病综合征表现。对于本病控制血压、血糖及血脂是十分必要的，患者长期处于高血压、高血糖、高血脂的生理状态，会加速患者肾脏功能的衰竭，是患者进入终末期肾衰竭的主要原因。根据其临床表现和不同时期的症状，可以参考“消渴”“水肿”“虚劳”等疾病进行治疗。

卢老认为糖尿病肾病的病因以内因为主，禀赋不足、饮食失节、情志失调及劳欲过度，亦可有外邪侵袭而加重病情，致阴阳失衡，机体功能失调。本病由于“消渴”缠绵不愈，致使津液亏耗；或劳欲过度、情志失调、久服用温燥之品，导致阴津不足；或兼夹痰饮、瘀血等病理产物，病机初为正虚邪实，终至邪盛正衰。《灵枢》云：“五脏皆柔弱者，善病消瘅。”患者多先天禀赋不足，脏腑虚损，其中素体阴虚者最易患病。患者多表现为神疲乏力、四肢困倦、腰膝酸软、五心烦热、自汗盗汗、口咽干燥。《奇病论》曰：“肥者令人内热，甘者令人中满，故其气上逆，转为消渴。”饮食失节，长期过食肥甘厚味、辛辣香燥，导致脾胃损伤，运化失职，邪热内蕴，化燥伤津。房劳过度，也可令肾气虚耗，下焦生热，热则肾燥。《景岳全书·水肿》言：“大人小儿素无脾虚泄泻等证，而忽尔通身浮肿，或小便不利者，多以饮食失节，或湿热所致。”情志失调也是本病重要的发病因素，长期的紧张和焦虑，“心境愁郁，内火自燃，乃消证大病”。又如忧愁伤心、恐惧伤肾、郁怒伤肝，殚精竭虑，营谋强思，以致郁久化火，火热内燔，消灼肺胃阴津。

本病病变的部位与五脏均有关联，但主要在脾、肾二脏，脾肾阳气得振，则水湿得以温运，津液得以敷布。现代人由于饮食结构、生活习惯的变化，“三多一少”的典型症状已不多见，尤其是2型糖尿病的患者，更多表现为头身困重，四肢乏力、大便溏薄等脾胃症状。脾为后天之本，主运化，为胃行其津液，脾不散精，则肺无所布，故有口渴、多饮；脾阴不足，胃热亢盛，则多食易饥；脾气虚，不能摄水谷精微，则小便味甘，水谷精微不能濡养肌肉，纵然多食却日渐消瘦。久病则由脾及肾，肾为先天之本，内寓元阴元阳，肾阴充足则上润肺胃，水升火降，中焦健运，津液自充。

【方药分析】

卢芳教授结合多年临证经验，发现当代大多数糖尿病患者并非阴虚燥热之证，提出糖尿病发病与脾密切相关，临床糖尿病患者多为肥胖体质，多虚多痰，患者多为脾肺气虚发展为肝肾阴虚，从气阴两虚渐至阴阳两虚，并兼夹瘀血、水饮、痰湿等病理产物，故卢芳教授提出“脾胰”同治之法，重视以益气健脾为治疗原则。在治疗上，党参、黄芪、山药、黄精、玉竹等药均入脾经，从脾论治补充损耗的气血精津，津乃气阴所化生，益气与养阴药相配则津液得以生成并敷布周身，濡养四肢百骸。在一众补益之品中加入葛根以升脾胃之阳，兼可生津退热，使津液输布而止渴。在糖尿病肾病的病机上，卢老十分重视瘀血的重要性，认为不论气阴两虚、阴阳两虚或肾虚，瘀血都贯穿始终。因阴虚生内热，耗灼营血，阳虚则寒，寒则血液凝涩，加之气虚无力推动血液运行。三者均可导致瘀血的产生，瘀血又阻碍了血液的正常运行。无论阳虚、阴虚或气虚都与瘀血互为因果，引起体内各种代谢失衡，从而产生各种并发症。卢老常以丹参一物，补血活血，治疗虚实夹杂的病证，配合益母草、泽兰活血利水，在活血的同时，亦有利于水湿的分消。《新修本草》记载益母草“捣汁服，主浮肿，下水”，卢老认为益母草行血而不伤新血，养血而不滞瘀血，卢老临床使用泽兰，一般30g以上，为活血利水之佐药。卢老治疗肾病多佐以大黄，清热解毒，通腑泄浊，使邪有出路，有推陈致新之效，可改善肾脏微循环，增加肾血流量，促使肾小球再生和修复，减轻肾小球病理变化，改善肾功能。

◎验案举隅

张某，男，47岁。

主诉：反复腰痛半年，加重1月余。

现病史：自诉患有2型糖尿病7年，血糖控制不佳，2017年6月因出现蛋白尿，经西医检查诊为糖尿病肾病早期，并开始注射胰岛素治疗，来诊时皮下注射胰岛素早15IU，晚9IU。刻下症：腰痛腰酸，神疲乏力，自汗盗汗，心悸气短，口干，渴欲饮水，食欲减退，大便时干时溏，小便浑浊，舌质黯红少津，边有齿痕，苔薄白，脉细。实验室检查：1月前化验空腹血糖为7.1mmol/L，尿蛋白定量为841.8mg/24小时，肾功能检查正常。

【西医诊断】糖尿病肾病。

【中医诊断】消渴、虚劳（脾胃气虚，肾虚瘀阻证）。

【治法】补脾益肾，养阴活血。

【处方】党参 20g，黄芪 30g，山药 30g，黄精 30g，生地黄 20g，玉竹 15g，葛根 30g，丹参 30g，益母草 30g，泽兰 30g，大黄 5g，鬼箭羽 30g。7 剂，水煎服，日 1 剂，早晚分服。

【二诊】服上方后，自觉乏力减轻，汗出减少，食欲增加，舌红苔薄白，脉细。原方加白术 30g，续服 7 剂。

【三诊】连服两周后，诸症减轻，复查尿蛋白定量 255.9mg/24 小时，以上方加减治疗半年后患者自觉症状明显缓解，多次复查空腹血糖均在正常范围，尿蛋白定量为 148mg/24 小时，已在正常范围。嘱患者清淡饮食，忌食辛辣之品，减少蛋白质摄入，以优质蛋白为主，控制总热量，减少食物中的脂肪尤其是饱和脂肪酸的含量，增加食物中纤维素的含量，限制钠、水的摄入量，随诊。

【按语】

本病主要病变脏腑在脾肾，且病程较长，病变日久，精气虚耗，故本方以健脾益肾、养阴活血为法，诸药配合，使脾肾得补，气阴渐复，湿热得除，瘀血渐化。脉络瘀阻是糖尿病肾病的重要病因，贯穿糖尿病肾病早、中、晚各期的病程始终。阴虚则血行涩滞，气虚则行血无力，久病入络，血不利则为水，瘀血的存在加重水液代谢的障碍。故活血化瘀，疏通气血，令其条达，卢老认为活血化瘀贯穿于糖尿病肾病治疗的全过程，通过活血化瘀法能改善微循环和血循环，预防瘀血、清除水肿，增强组织耐氧能力，防治肾小球硬化和纤维化，促进肾小球功能恢复，控制和延缓肾功能急剧恶化。此患由脾胃气虚，肾虚瘀阻证而来，故治疗宜补脾益肾，养阴活血。处方中党参、黄芪、山药、黄精、葛根益气建中补肾；生地黄、玉竹养阴生津；丹参、益母草、泽兰、大黄、鬼箭羽活血通脉。

四、益肾汤

【方药组成】

黄芪 100g，积雪草 30g，接骨木 30g，益母草 40g，川续断 20g，寄生 20g，车前子 30g，怀牛膝 20g，苍术 30g，土茯苓 30g。

【主治】

各种慢性肾病，肾气不足、湿热血瘀之证。

【病因病机分析】

脏腑虚损是慢性肾病的病理基础，患者先天禀赋不足，或劳欲过度，肾精亏耗，或饮食失调，劳倦太过，伤及脾胃，临床中常见于脾肾虚弱致病者，脾虚而不能运化，日久及肾，肾虚温煦滋养失司，必脾气匮乏，两者常相互为患，恶性循环。慢性肾病是临床的常见疾病，慢性肾小球肾炎、慢性肾盂肾炎、慢性肾衰竭、肾病综合征等都具有慢性疾病的特点，而大多数慢性肾病的形成与蛋白尿息息相关。人体精微物质的生成、输布主要责之于肺、脾、肾三脏。脾之运化升清、肺之宣降条达、肾之封藏固摄是保证精微物质不无故外泄的关键。若肺气不足，宣降失常，精微不布，下走肾关则可导致蛋白尿。或脾虚不运，失于升清，则精微下陷而发生蛋白尿。另外，肾气亏虚，致肾关封藏失司，精微外泄，或肾阴不足，虚火妄动，扰动肾关，亦可产生蛋白尿。湿热为害也常以脾肾为病变中心，是以脾主运化水湿，肾为主水之脏，若脾肾两虚，水湿不化，则湿滞生热于内，环境气候之湿热氤氲蒸腾于外，则内外相引，浸润于脾肾而导致慢性肾病。

【方药分析】

脾胃一虚，肺气先绝，迁延至肾，故方中重用黄芪大补脾胃后天之气，温分肉，实腠理，益元气而充三焦。慢性肾病的患者往往体虚易感外邪，黄芪固护胃气，行于肌表，不仅能促进、增强免疫功能，而且能利尿，能起到扶正祛邪的作用。黄芪保护肾脏功能作用已得到广泛证实。现代中药研究证明，黄芪能够调节蛋白代谢，防止肾小球硬化，保护肾功能，纠正肾脏高灌注、高滤过，扩张血管、抑制血小板聚集，改善微循环，增加肾血流量。卢老认为慢性肾病，补益不可过于滋腻，亦不能峻利，腰为肾之府，所以常用桑寄生、续断、牛膝等药，补肝肾、壮腰膝，能守能通，有寓通于补之意，并可引药直达病所，临床收效甚捷。积雪草、车前子、土茯苓、苍术清热化湿、健脾利湿，使湿无所生、浊从下泄，有解毒辟秽之效。瘀血内阻也是贯穿慢性肾病始终的重要因素，在本病的发生、发展、转归、预后上有着不可忽视的重要作用，在蛋白尿的治疗中卢老特别注重活血化瘀法的运用，认为若不疏其瘀滞，则沉疴痼疾难消，且即使一时好转后也易于反复。在临床上常用接骨木、益母草、泽兰等药并举，且接骨木、益母草每每用至 30g，量大力宏，活血通络，祛瘀生新。接骨木功能活血止痛，祛风利湿。积雪草善清热利湿，消肿解毒。现代研究证明二药长期服用可以降蛋白、肌酐、尿素氮。对肾脏部分纤维化，有抑制纤维增生延缓病情的作用。特别是对难治性肾病、蛋白尿经常反复、日久不消者，必须加大活血化瘀药的用量。

◎验案举隅

张某，男，14岁。

主诉：水肿反复发作3年余。

现病史：患慢性肾小球肾炎病史已3年余，曾用激素及中药治疗，水肿消退，小便正常，减药后则病情反复，而体质日差，常患感冒，后则病情加重。刻下症：少气懒言，神疲乏力，肌肤苍白无光泽，面目轻度水肿，食欲不佳，大便溏薄，小便短赤，夹泡沫如肥皂泡沫。舌体胖大，舌质黯，苔白滑，脉虚无力。实验室检查：尿常规：蛋白（+++），红细胞（++）。

【西医诊断】慢性肾小球肾炎。

【中医诊断】水肿、虚劳（脾肾两虚证）。

【治法】健脾益肾，利水消肿。

【处方】黄芪100g，积雪草30g，接骨木30g，益母草40g，川断续20g，寄生20g，车前子30g，苍术30g，土茯苓30，葛根20g，升麻10g，白术30g，当归15g，陈皮15g。14剂水煎服，日1剂，早晚分服。

【二诊】因停用激素，面目水肿，小便仍短，前方加肉桂5g，茯苓20g，以助膀胱气化，引药入于下焦。14剂，水煎服，日1剂，早晚分服。

【三诊】小便量增，水肿减轻，大便成形，胃纳仍差，小便化验检查无变化，前方加生山药20g，14剂。

【四诊】病情日好，水肿基本消退，食欲恢复，二便正常。嘱清淡饮食，摄入优质蛋白，避免劳累及情绪波动，继续服药3月，而临床痊愈，改为水丸巩固治疗。

【按语】

患者为慢性肾小球肾炎患者，经过激素治疗后病情反复，未能根治，体质较弱，出现脾肾两虚，神疲少气，面目水肿苍白，食纳不佳，二便不调的症状，并伴有蛋白尿、血尿，故卢老以经验方益肾汤合用补中益气汤加减治疗。黄芪为君药，其味轻，专于气分而达表，且为补虚强壮之品，大补脾胃之虚兼能固表止淋，佐以续断、寄生补益肝肾，强壮腰府；接骨木、积雪草清热利湿，活血解毒，能增强肾脏功能，明显改善预后；土茯苓清热利湿解毒；泽兰、车前子活血利水，二者合用凉血解毒，活血利水，使水肿去，蛋白消；当归活血养血。并以升麻、葛根引脾胃之清气上升，以陈皮梳理中焦气机，合苍术、白术，在健脾益气的同时祛除湿浊。在后期症状稳定后可减少黄芪、泽兰的用量，酌情增加补益肝肾的药物。卢老认为在治疗慢性肾病的过程中除抓住脾肾外，同时还必须注意脏腑阴阳气血之整体调理，特别是应用激素的患者，常伴于明显的不良反应，症见全身倦怠乏力，胃纳减退，呈满月脸、水牛背，于腹部及大腿内侧常有紫纹。若是妇女，还会见到闭经的症状。此为服用激素之后，导致人体气机升降出入之功能紊乱的结果，初伤气分致气机怫郁阻滞，久延血分致血瘀，气血精微化为湿浊痰瘀，阻于脏腑络脉肌腠而成病，并可损伤脏腑，导致诸不足之证，可以女贞子、沙苑子、覆盆子补益肝肾，益精填髓。

五、泌感汤

【方药组成】

土茯苓 30g，酒大黄 10~30g，金银花 50g，连翘 50g，蒲公英 50g，紫花地丁 50g，马鞭草 15g，苏木 20g，厚朴 30g，黄芪 50g。

【主治】

急慢性泌尿感染、急慢性盆腔炎。

【病因病机分析】

尿路感染是指尿路内有大量的细菌生长繁殖所引起的尿路炎症，主要临床表现为尿频、尿急、尿痛。由于感染发生的部位不同，尿路感染可分为上尿路感染（主要是肾盂肾炎，此病常合并有寒战高热）和下尿路感染（主要是输尿管和膀胱炎），属于中医学的“淋证”范畴。盆腔炎特指女性生殖道的一组感染性疾病，临床表现主要有下腹及腰骶部疼痛，甚至引发异位妊娠、继发性不孕、炎症反复发作等，归为中医“腹痛”“带下病”“不孕”等疾病范畴。这两类病病情缠绵难愈，易反复发作，卢老认为其核心病机为湿热蕴结下焦，若反复受邪或失治误治，迁延日久，损伤正气，导致素体正气虚衰，外邪留恋不去，滞留在下焦如油覆面，进而由急性转化为慢性尿路感染或慢性盆腔炎。

古今许多医家在治疗此类疾病时，多以八正散、四妙散为主方，治以清热泻火，利湿通淋。卢老在临床中总结此类疾病基本病机为湿热蕴结，其症见反复发作，湿热之邪易化而成毒，毒邪、瘀血夹杂其中，气、血、水不利，单纯的清热利湿难以达到解毒活血的目的，往往难以收功。故提出毒瘀相关、血水同治之法，自拟泌感汤加减治疗，虽主治为泌尿系感染类疾病，但同样适用于急慢性盆腔炎。此外，在临床上对于反复发作的患者须兼顾肾气，补正培元，防止复发。

【方药分析】

卢老认为急慢性泌尿感染急性发作时为病邪侵袭足太阳膀胱经，且肾盂肾炎病初常有发热、恶寒症状，此为外邪侵犯膀胱经，正邪交争在表而致。足太阳膀胱经主一身之表，故常用大量金银花、连翘清热解毒、疏风解表；若失治误治，在表之邪进一步深入由经传腑，膀胱气化不利，气机受阻，湿与热蕴结下焦，则出现尿痛、尿频、尿急等膀胱刺激征，此时表证未解或已解，在此基础上加以清热利湿通淋之萆薢、滑石、泽泻等。肾与膀胱相表里，若病程日久，湿热邪毒因内伤肾，而卫外不固，易致反复发作，迁延难愈，外加久病入络之说，此时治宜补肾活血，常用药有黄芪、牛膝、仙茅、淫羊藿、苏木、赤芍、川芎等。

泌感汤中，土茯苓利湿分消，可疗湿毒。酒大黄化瘀利湿、泻火解毒，重用酒大黄10~30g，因其苦寒，燥湿泻热，可清实热，下积滞。现代药理分析，大黄有较强的广谱抗菌作用，通过泻下作用来加强胃肠蠕动，促使病灶下行经肠道排出，进而改善全身的血液循环，有利于消除膀胱瘀血，降低毛细血管的通透性，促进炎症吸收，控制感染。卢老曾用单味酒大黄50g治疗泌尿系感染，临床轻煎频服，能迅速解决尿频、尿急、尿痛等泌尿系统刺激症状。金银花、连翘均有良好的清热解毒作用，既能透热达表，又能清里热、解疮毒，此二味用药需量大，常用量为30~50g。现代药理研究表明，金银花具有抑菌、抗病毒、抗炎、解热、调节免疫等作用。连翘挥发油有广谱抗菌作用，连翘酚具有较强的抗菌活性。蒲公英、紫花地丁配合银花、连翘以增清热解毒之功；马鞭草破血逐瘀痛经，《分类草药性》云马鞭草有“去小便血淋肿痛”，马鞭草水及醇提取物均有抗炎止痛的作用。苏木味咸苦，能软坚祛垢，善通下焦积热。实验研究发现，苏木具有很强的抗菌作用。此药与他药合用，可加强破积之效，助双花连翘破积散结，打开泌尿通道，加快邪毒的排除，使湿热血毒由血脉去。厚朴下泄开通，行气消积，调畅气机。研究表明，厚朴煎剂对革兰氏阳性球菌和革兰氏阴性杆菌均有抗菌作用。多味活血化瘀之品，散结消肿，以利疾病康复。全方共奏清热解毒，活血祛湿之效。若病久出现淋漓不净、正气不足，反复发作，则在主方上兼以扶正，用大量黄芪30~50g，扶正气以驱邪，防止复发。上述方剂中诸药都有直接杀菌和抑菌、抗炎等作用，因此对泌尿感染有较好的疗效。

◎验案举隅：

王某，女，53岁。

主诉：左侧腰痛伴尿频尿急5天余。

现病史：患者既往慢性肾盂肾炎3年余，反复发作，缠绵不愈。此次又因劳累加重，出现尿频尿急，点滴不畅，小便灼热色黄，伴腰部酸痛，小腹胀，舌苔黄腻，脉滑数。辅助检查：尿常规示：尿蛋白（±）、尿隐血（1+）、尿白细胞（2+）、尿细菌451.1个/μl。

【西医诊断】慢性肾盂肾炎急性发作。

【中医诊断】淋证（湿热蕴结证）。

【治法】清热解毒，利湿通淋。

【处方】土茯苓30g，酒大黄15g，金银花50g，连翘50g，蒲公英50g，紫花地丁50g，厚朴25g，苏木25g，马鞭草30g，益母草30g。14剂水煎服，日1剂，早晚分服。服药期间嘱患者清淡饮食，忌食辛辣生冷油腻海鲜。

【二诊】临床诸症锐减，小便量多、色转淡。续服7剂。

【三诊】临床症状全部消失，舌脉正常，尿检正常，24小时尿菌培养（-），属临床痊愈。遂在原方基础上加黄芪30g、青皮30g、川牛膝10g，增强补肾益气，行气化瘀之效，续服14剂。随访至今，未见复发。

【按语】

此病属于慢性肾盂肾炎急性发作，急则当治其标，以清热解毒、利湿通淋为法，选用卢老自拟泌感汤方加减，配伍益母草增强清热利尿之效。此方力猛服1周后诸症缓解，更服1周尿培养转阴，则添以补益之药以扶正抵御外来邪气入侵。卢老常以黄芪配伍青皮，在补气之余加以破气行气之药，调畅气机，使补而不滞。

六、前列闭尔通栓

【方药组成】

白花蛇舌草30g，马鞭草30g，王不留行15g，黄连10g，橘核30g，蜈蚣2条，莪术30g，琥珀10g。

【剂型】

栓剂或汤剂。

【主治】

急慢性前列腺炎，前列腺增生。

【病因病机分析】

前列腺炎是男科和泌尿外科的常见疾病，发病率很高，多见于成年人。前列腺炎临床分为急性细菌性前列腺炎、慢性细菌性前列腺炎、慢性前列腺炎、无症状性前列腺炎，临床表现为尿频、尿急、尿痛、排尿时尿道不适或排尿不尽，并伴有骨盆区域疼痛不适及下腹部憋胀感等。目前西医从心理因素、感染、尿路功能障碍、神经系统等多个方面对前列腺炎发病机制进行研究，针对前列腺炎的治疗也以治疗原发病、控制感染、心理治疗以及手术治疗为主，但其临床疗效存在差异，反观中医可以结合患者的症状、体征等辨证论治，整体把握，且无毒副作用，费用较低，凭借着自己独特的优势已经被越来越多的患者接受。中医学并无前列腺这一名称，但根据其临床表现，应当属于中医“膏淋”“白浊”“精浊”“溺白”等病范畴。正如《素问》中指出“邪聚下焦，故小腹冤热而痛，溲出白浊”。《诸病源候论》记载“热淋者三焦有热，气搏于肾，流入于胞而成淋也”。卢老认为此病的病位主要在于肾和膀胱，病初以实证多见，日久迁延难愈损伤下焦肾气，成为虚实夹杂之证。本病多因滋食辛热肥甘之品导致脾胃湿热，湿热内蕴，下注膀胱，或下阴不洁，秽浊之邪侵入膀胱，湿热蕴结膀胱；或肝失调达，气血失和，经脉不利，膀胱气化失司，而导致水液运行失常。日久，肾气亏虚，肾气不固，膀胱气化失司，进而又加重症状。通过总结，卢老提出湿热、血瘀、肾虚是前列腺炎的基本病机，但是湿热瘀阻贯穿其始终，所以在治疗上强调清热利湿，化瘀通络的治法，故而自拟前列闭尔通栓治疗前列腺炎，效果显著。

【方药分析】

前列闭尔通栓具有清热利湿，祛瘀通闭的功效。用于治疗湿热瘀阻证的前列腺增生症。主要成分为白花蛇舌草 30g、马鞭草 30g、王不留行 15g、黄连 10g、橘核 30g、蜈蚣 2 条、莪术 30g、琥珀 10g。白花蛇舌草味甘淡，性寒，甘能和能缓，淡能渗能利，可清热、解毒、利湿、消痈。马鞭草味苦，性凉，有活血散瘀、解毒、利水的功效。王不留行，味苦，性平，可活血通经，利尿通淋，消痈下乳。正如《本草纲目》云：“利小便。”黄连味苦，性寒，苦能泄能燥，可清热燥湿，泻火解毒。橘核性平味苦，可以行气散结止痛。《本草纲目》记载可以治疗小肠疝气及阴核肿痛。现代药理研究表明，其主要活性成分柠檬苦茶素具有镇痛消炎、抗菌等药理作用。蜈蚣味辛，性温，有毒，可息风止痉，解毒散结，通络止痛。莪术味辛、苦，性温，辛能散能行，莪术为“气中之血药”，可破血逐瘀，行气止痛。琥珀，味甘，性平，可定惊安神，活血散瘀，利尿通淋。正如《别录》言：“安五脏，定魂魄，……消瘀血，通五淋。”全方既具有清热利湿解毒之功，又具有化瘀散结通络之用。清热可以去除膀胱之热；祛湿可以调节水湿，利膀胱而通小便；祛瘀可以通瘀血阻塞之水道而达到通利小便的目的，从而达到治疗前列腺炎的作用。现代药理研究表明黄连、马鞭草具有广谱抑菌杀菌作用，可以阻断炎症介质传递，从而减少组织炎症；王不留行、琥珀可以松弛膀胱及尿道平滑肌，减少尿道阻力；蜈蚣可以消除前列腺组织纤维化。当久病不愈，往往形成虚证，根据“实则清利，虚则补益”的原则，此时亦可以用汤剂治疗，若肾气不足者加入黄芪 30g、青皮 15g；若肾阴不足加入熟地 30g、当归 15g；若肾阳不足者加入肉桂 5g、鹿角霜 10g。

◎病案举隅

李某，男，53 岁。

主诉：尿频、尿急伴会阴部胀痛 5 年余半，加重 5 天。

现病史：平素喜食辛辣肥甘之品，现阴囊部潮湿，腰部疼痛，舌淡红苔黄腻，脉弦滑。曾自行服用头孢类抗生素治疗未见好转，B 超检查显示左侧精索静脉曲张。

【西医诊断】慢性前列腺炎。

【中医诊断】淋证，湿热蕴结证。

【治法】清热利湿解毒，化瘀通经散结。

【处方】白花蛇舌草 30g，马鞭草 30g，王不留行 15g，黄连 10g，橘核 30g，蜈蚣 2 条，莪术 30g，琥珀 10g。14 剂，水煎服，日 1 剂。嘱咐患者避免久坐，清淡饮食，禁食辛辣刺激食物。

【二诊】患者会阴部胀痛、尿频症状明显减轻，后续随证调方 3 月余，诸症消失。

【按语】

患者平素喜食辛甘肥热之品，体内酿生湿热之邪气，就诊时以尿频、尿急伴有会阴部胀痛为主诉，兼有阴囊潮湿，舌苔黄腻，提示有湿热内蕴之证，B 超检查显示左侧静脉曲张又有瘀血的存在。本病病因病机为湿热内蕴，下注膀胱，湿热壅滞，阻遏气血，导致膀胱气化失司，水液运行失常，所以湿热、血瘀是前列腺炎的基本病机，以清热利湿解毒，化瘀通络散结为治法。故而选用前列闭尔通栓治疗前列腺炎，效果显著。

七、降脂通脉散

【方药组成】

水蛭 10g、炒山楂 30g、虎杖 20g、决明子 30g、郁金 20g、姜黄 20g、泽泻 30g、银杏叶 30g。

【主治】

高脂血症及其并发症（动脉粥样硬化性心脑血管疾病、脂肪肝等）。

【病因病机分析】

高脂血症是指血液中总胆固醇、甘油三酯、低密度脂蛋白、胆固醇浓度升高或高密度脂蛋白胆固醇浓度降低，是多种疾病形成的重要危险因素（如血栓、动脉粥样硬化性心血管疾病、胰腺炎、脂肪肝等）。近 30 年来，研究发现，目前中国成人血脂异常总体患病率高达 40%，人群血清胆固醇水平的升高是导致心血管病事件增加的重要因素，这预示未来中国成人血脂异常患病及相关疾病负担将继续加重。西医常使用他汀类或贝特类治疗血脂异常，虽疗效确切，但其不良反应有肌病、横纹肌溶解、肝功能异常等。中医药治疗高脂血症历史悠久，早在《黄帝内经》时期就有“膏”“脂”等关于高脂血症的记载，用中药降血脂，既不伤肝，且疗效稳定，停药不易复发。

卢芳教授认为，血脂异常损害病位在血脉，基本病机为痰浊阻滞，瘀血内停。故以降浊化痰、活血化瘀为法治疗。然辨证分析，其导致痰浊血瘀的病因可分为虚实寒热，如气血亏虚无力推动津液血脉的运行；阳热可灼烧津液，炼液成痰；寒邪凝滞，能阻滞气机等，此为致病因素，卢老还常结合脏腑虚实辨证，这是中医整体观念的特色。中药治疗此病疗效虽然不比西药快，但能从整体上改善身体内环境，且停药不复发，毒副作用小。此为慢性代谢性疾病，卢老创立降脂通脉散加减治疗，连服 1~2 个月后复查，疗效显著。

【方药分析】

降脂通脉散顾名思义为降低血脂、通行脉络之义，方由水蛭、山楂、虎杖、决明子、郁金、姜黄、泽泻、银杏叶组成。方中水蛭破血逐瘀，其力强性猛，能快速打开瘀阻不通的脉道，且水蛭素对凝血酶有较强的抑制作用。山楂、银杏叶活血化瘀，山楂还可消食化积，功擅油腻陈腐之积。郁金、姜黄均能破血行气，姜黄破血兼理血中气滞，可入经脉，郁金苦寒，入心肝经，偏于活血，可作为引经药使药效充分发挥化浊降脂，活血祛瘀之效。研究报道郁金中含有挥发油，能溶解胆固醇，对肝功能也具有一定的保护作用。决明子、虎杖可泄热通便，泽泻利水渗湿，使沉积淤血、痰湿从二便去。以上中药均对高脂血症的治疗作用有确切的临床报道。现代药理研究表明以上八味药均有降血脂、抗脂肪肝、抗动脉粥样硬化等作用。

此外卢老十分重视病因的辨证，若气滞郁阻较重者，则配伍青皮、枳实疏肝破气、散结消痞，条畅三焦气机；若脾气不升而症见便溏、腹泻，可酌情加荷叶、葛根而升清降浊，恰如朱震亨所述："善治痰者不治痰而治气，气顺则一身之津液随气而顺矣。"若大便秘结不通，则加大黄攻积通便，导邪外出。

◎验案举隅

张某，男，51 岁。

主诉：体检时发现血脂增高。

现病史：平时感头沉昏重，胸闷胸痛，大便3日一行，小便正常。望诊形体肥胖，无其他明显不适。舌质红，苔白腻，双脉稍滑。血脂分析：三酰甘油 4.07mmol/L，胆固醇 8.6mmol/L，β 脂蛋白 8.9g/L。心电图检查提示心肌缺血。

【西医诊断】高脂血症、冠心病。

【中医诊断】肥胖，痰瘀阻滞型。

【治法】降浊化痰、活血化瘀。

【处方】水蛭 10g，炒山楂 30g，虎杖 20g，决明子 30g，郁金 20g，姜黄 20g，泽泻 30g，银杏叶 30g，清半夏 10g，茯苓 30g，全栝楼 30g，枳实 20g。水煎服，早晚饭后 1 个半小时温服，连服 4 周。

【二诊】症状改善，复查血脂：胆固醇 5.92mmol/L，三酰甘油 2.6mmol/L，β 脂蛋白 5.5g/L。心电图有所改善。守原方继服 8 周。

【三诊】复查血脂、心电基本恢复正常，胸痛消失，偶有便秘。嘱其研末制成散剂，每日 2 次，每次 4g，继服 5 个疗程以巩固疗效。

【按语】

此案患者查化验单血脂升高，观察形体肥胖，症见头晕、胸闷等，脉滑苔腻，辨证为痰瘀阻滞型，以降脂通脉散为基础方降浊化痰、活血化瘀，荡涤脉道积滞之实邪，出现头目眩晕配伍泽泻汤降逆祛水，胸闷气短为饮停心肺，配伍茯苓、半夏为小半夏加茯苓汤之意而降逆化痰、消痞利水。此患者长期便秘，腹部胀满不通，加全栝楼、枳实增强行气通便之意，服药3月，体重减轻6kg，自觉神清气爽，通体舒畅，改汤药为散剂巩固治疗。

八、四草汤

【方药组成】

夏枯草 30g，冬凌草 30g，猫爪草 30g，白花蛇舌草 30g。

【主治】

各种肿瘤。

【病因病机分析】

肿瘤是以局部肿块，逐渐增大、表面高低不平和质地坚硬为主要特征，肿块可见于五脏六腑，也可见于体表，或有疼痛，发热，是危害人体健康的主要疾病之一。西医学认为恶性肿瘤是正常细胞经因子启动、促癌因子作用、细胞遗传物质改变，调节细胞生长、增殖、分化和凋亡的基因发生突变，使基因表达失控，慢慢变为恶性细胞。目前治疗的主要手段就是放疗、化疗及手术治疗，但是其毒副作用较大。而中医凭借着自己独特的优势已经被越来越多的患者接受。中医学对肿瘤的认识可谓历史悠久，早在3500多年前的殷商时代，在甲骨文中就有"瘤"的病名。肿瘤属于中医"积聚"的范畴，《灵枢》云："喜怒不适，饮食不节，寒温不时，邪气胜之，积聚已留。"卢老认为本病病机为正气亏虚，脏腑功能失调，气滞血瘀，痰湿结聚，日久而成为有形之肿块。脏腑是指五脏六腑，脏腑之间，通过经络的联系共同协调地完成各项生理功能，若脏腑功能失调，则引起气血紊乱。《难经》云："故积者，五脏所生；聚者，六腑所成也"，说明了积聚的产生由脏腑功能失调所致。"气为血之帅""血为气之母"，气机不舒，则血行不畅，从而导致气滞血瘀，瘀结日久，而成为癥瘕积聚。痰湿均为水湿为患，凡外邪侵袭、情志过极、饮食不节、劳倦过度皆可使脏腑功能失调，以致水液停滞而成，水湿不化，停滞为痰；或为邪热烁津，凝聚为痰。痰留于体内，随气升降，阻于经络，变生肿瘤。在临床上常常有发热、局部灼热疼痛、口干口渴、便秘、舌质红、舌苔黄腻、脉数的表现，特别是中晚期患者。故卢老认为，临床上肿瘤患者多见热郁火毒之证，是由于气机郁滞、郁而生火、郁火夹痰夹瘀而成。热与痰、瘀相结，内蕴而结成热毒，热毒阻塞脏腑经络而成为肿瘤。目前治疗肿瘤的中草药中，以清热解毒药比例最大。清热解毒药在肿瘤的临床上广泛应用，主要是因为其有较强的抗癌活性，能够抑制核酸和蛋白质的合成，从而直接抑制肿瘤的生长。而且清热解毒药可以通过消炎、退热、解毒、杀菌、诱导凋亡、抑制肿瘤血管生成、逆转肿瘤细胞的耐药性等多种途径抗癌。故卢老认为本病的治法为清热解毒，祛湿化痰，消肿散结，自拟四草汤治疗肿瘤，效果显著。

【方药分析】

本方由夏枯草、冬凌草、猫爪草和白花蛇舌草组成，夏枯草味苦、辛，性寒，归肝、胆经，清肝泻火，消肿散结。正如《本经》曰：“主瘰疬，头疮，破症，消瘿散气，脚肿湿痹”。冬凌草味苦、甘，性微寒，归肺、胃、肝经，清热解毒，活血止痛。现代药理研究显示冬凌草中的有效成分冬凌草甲素，具有抗肿瘤、抗菌抗炎、镇痛等药理作用。猫爪草味甘、辛，性温，归肝、肺经，化痰散结，解毒消肿。药理研究表明具有抗肿瘤、抗结核、调节免疫功能、减少氧化损伤、保护肝脏等作用。白花蛇舌草味微苦、甘，性寒，归胃、大肠、小肠经，清热解毒，利湿通淋。《广西中药志》中记载其可以治疗小儿疳积，蛇毒咬伤，癌肿。现代药理学认为舌草主要的活性成分黄酮类、蒽醌类、萜类、甾体类、甾醇类的某些化合物有调节机体免疫功能、诱导肿瘤细胞凋亡、调控相关信号通路、抗氧化等多种途径抗癌的作用。中医治疗的主要内容便是辨证论治，也是患者疗效的保证。卢老在临床上也十分注意辨证，根据兼症会选取其他的药物。早期正气尚强，邪气尚浅，则任受攻之，缓之则养成其势，此阶段体质尚强，则加入半枝莲、金银花、连翘、龙葵；若后期，正气不足，邪气偏盛，注重补养正气可加入仙鹤草、黄芪。此外，卢老在治疗中也重视补益胃气，即“有胃气则生，无胃气则死”。胃气充足，生化有源，衰弱诸症也能缓解，从而抵御外邪的侵害，所以卢老常常配伍运脾开胃的中药，如木香、砂仁，以保卫气血生化之源不竭，脾胃不败，这也是治疗的基础。

◎验案举隅

牟某，男，74岁。

主诉：呼吸气短、偶有干咳2月。

现病史：右侧腹股沟有鸡蛋黄大小肿大淋巴结，经专科检查显示肺癌晚期，癌胚抗原异常，拒绝手术，遂来就诊。左上臂隐痛，饮食不佳，二便调，睡眠可。舌质偏红，苔黄腻，脉弦细。

【西医诊断】肺癌。

【中医诊断】癌病（痰瘀互结）。

【治法】化痰散结，祛瘀解毒。

【处方】夏枯草30g，冬凌草30g，猫爪草30g，白花蛇舌草30g，龙葵10g，木香10g，仙鹤草30g，川楝子15g，栝楼10g，清半夏15g，黄连10g，鳖甲10g。7剂，水煎服，日1剂。

经过半年治疗，病人复查，阳性体征消失，病人体重增加，此后继续口服此药物，3 年内未再复发。

【按语】

卢老认为，临床上肿瘤的病机为脏腑功能失调，气滞血瘀，痰湿结聚，日久而成为有形之肿块。故本病的治法为化痰散结，祛瘀解毒。卢老自拟四草汤治疗肿瘤，效果显著。配伍加入龙葵，则抗肿瘤之力增。龙葵味苦、微甘，性寒，归肝、心、肾经，可以清热解毒、利水消肿。正如《新修本草》云："食之解劳少睡，去虚热肿"。

九、降气排石汤

【方药组成】

金钱草 50g，海金沙 50g，炒鸡内金 25g，三棱 15g，莪术 15g，威灵仙 50g，木香 15g。

【主治】

胆、肾结石病。

【病因病机分析】

胆结石和肾结石都是临床常见疾病，胆结石即胆石症，指在胆囊或胆管内发生结石的疾病，临床可无明显症状，也可伴有胆绞痛、上腹隐痛、胆囊积液、黄疸等急慢性症状表现。胆结石按照其成分常可分成胆固醇类结石、胆色素类结石、混合结石三类，胆固醇类结石最为常见；按照发病部位又可分为胆囊结石、肝外胆管结石、肝内胆管结石，其中胆囊结石最为常见。胆石症属中医"胁痛""黄疸""胆胀"范畴。《灵枢·经脉》曰："胆，足少阳之脉，是动则病口苦，善太息，心胁痛，不能转侧"，《灵枢·胀论》载："胆胀者，胁下痛胀，口中苦，善太息"，记载了与胆囊疾病的相关症状。此病病因与情志不畅、外邪内侵、饮食不节等因素有关；病理因素与湿、热、瘀密切相关。胆为中精之府，附着于肝，肝胆互为表里，肝之精气化生为胆汁，胆汁的化生和排泄由肝的疏泄功能控制和调节。若情志不畅，导致肝失疏泄，胆汁生化失常、排泄不畅，瘀滞日久，聚而成石。湿热之邪外侵入里，另有饮食不节，嗜食肥甘厚味，脾失健运，内生湿浊，郁久化热，熏蒸肝胆，胆汁煎灼，久而成石。胆石内阻，气血瘀滞，胆汁不得疏泄，不通则痛，故可发为右上腹疼痛。胆汁郁滞，不能下行通降而溢于肌肤，故可出现身黄、目黄等黄疸症状。脾胃纳运功能失调，则会出现恶心呕吐，脘腹胀闷，胃纳欠佳等症状。

肾结石又称肾石病，属于肾盂、肾盏内的泌尿系结石，多数情况下临床表现隐匿，可以毫无症状，或仅表现为镜下血尿、腰酸、腰胀等；急性发作时可见一侧或双侧腰背部绞痛，疼痛沿腰腹向会阴部放射、排尿困难、尿中排出结石等症状，是临床常见疾病，中医学属“石淋”范畴。其病位主要在肾与膀胱，肾者主水，主持和调节机体水液代谢，膀胱者州都之官，有贮存和排泄小便的功能。肾虚及湿热乃形成石淋的主要病因，《诸病源候论》云：“诸淋者，由肾虚而膀胱热故也”，《中藏经·论淋沥小便不利》云：“虚伤真气，邪热渐增，结聚而成砂，又如似水煮盐，火大水少，盐渐成石之类”，先天禀赋不足、久病体虚或年迈体弱等导致肾气亏虚，膀胱气化失调，水道不得通利，水结石聚而渐成石淋；另一方面嗜食辛辣酒热、肥甘厚味之品，湿热内生，下结膀胱，久煎尿液成石。结石久积肾中，阻碍气机，气血运行不畅，久而成瘀，血不循经，溢于脉外随小便而下发为血尿；结石为有形实邪，阻滞气血，不通则痛，如《诸病源候论》论石淋之候：“其病之状，小便则茎里痛，尿不能卒出，痛引少腹，膀胱里急，砂石从小便道出，甚者塞痛令闷绝。”

【方药分析】

胆、肾结石病急性发病期与湿、热、瘀密切相关，治疗当以清热利湿，排石止痛为主，卢老总结多年临床用药经验创立的降气排石汤，由金钱草、海金沙、鸡内金、三棱、莪术、威灵仙、木香七味药组成。金钱草性味甘淡，归肝、胆、肾、膀胱经，具有利水通淋，除湿退黄的功效，可清利肝胆湿热，利尿通淋，排除结石，为治疗胆、肾结石要药，有研究表明金钱草的有关成分可降低体内钙离子浓度，抑制结石的生长。海金沙性味甘寒，归膀胱、小肠经，可利水通淋，为治疗淋证要药，《本草纲目》言其：“治湿热肿满、小便热淋、膏淋、血淋、石淋、茎痛、解热毒气”。鸡内金性味甘平，归脾胃经，能软坚散结，张锡纯谓：“内金为鸡之脾胃，能消化砂石”，现代药理学表明，鸡内金有增强胆囊收缩、胆汁分泌和排泄的作用，与金钱草、郁金合用可治疗胆结石，与金钱草、海金沙合用可治疗泌尿系结石。金钱草、海金沙、鸡内金此“三金”为卢老治疗胆、肾结石病必用药。威灵仙性善走，通络止痛力强，《本草正义》云：“威灵仙，以走窜消克为能事，积湿停痰，血凝气滞，诸实宜之”，现代药理学研究表明其有抗炎镇痛、利胆、降低血尿酸等作用。三棱、莪术为破血祛瘀，行气止痛常用的一组药对，胆、肾结石为有形实邪阻塞脏腑经络之气，气不下降，结石不能排出，久瘀不通则痛，故用三棱、莪术破瘀行气止痛；木香辛散苦降温通，芳香性燥，可升可降，为行气止痛之要药。临床辨证可在此方基础上进行加减，如胆石症胁肋胀痛不舒，可加川楝子、白芍、甘草；兼发热者，可加柴胡、黄芩；若兼舌苔黄腻、大便不畅，可加大柴胡汤。肾结石有尿血者，可加大蓟、小蓟清热凉血止血；有小便不利、尿频、尿急者，可加车前子、泽泻、萹蓄、瞿麦。

◎验案举隅

王某，男，48 岁。

主诉：左侧腰腹部疼痛半天。

现病史：4 小时前患者于劳作中突发左侧腰腹部疼痛，持续数小时后缓解，间隔数十分钟后再次复发，遂来门诊求治，刻下症：左侧腰腹部疼痛，程度较为剧烈，并向小腹部放射，左侧肾区叩击痛阳性，伴尿频，尿量少、色稍黄，无明显尿急、尿痛及肉眼血尿，无发热恶寒、恶心呕吐等症状，舌质暗红，苔黄腻，脉弦数。行泌尿系 B 超检查示：左肾集合系统分离约 19mm，左侧输尿管上段扩张，内径约 6mm，中段见一强回声光点，大小约 8mm×6mm，后伴影声。右肾内未见明显异常回声。考虑结石嵌顿导致左输尿管梗阻积水。

【西医诊断】输尿管结石。

【中医诊断】石淋（下焦湿热证）。

【治法】清热利湿，降气通淋。

【处方】金钱草 50g，海金沙 50g，鸡内金 25g，车前子 20g，泽泻 30g，萹蓄 15g，瞿麦 15g，三棱 15g，莪术 15g，威灵仙 50g，木香 15g，生白芍 10g，炙甘草 10。5 剂，水煎服，日 1 剂，早晚分服。嘱患者清淡饮食，可适当运动如跳绳，适量多饮水以促进结石从小便排出。

【二诊】5 天后复诊，患者自述服药第 2 天后腰腹痛明显缓解，现已无疼痛，小便量、色正常。再复查泌尿系 B 超示：左肾集合系统无分离，左侧输尿管未见明显扩张。

【按语】

本病案患者于劳作过程中发病，使体内原有的结石发生了移位，结石属有形实邪，阻滞气机脉络，不通则痛，故突发剧烈疼痛。尿频、尿量少、尿色黄，舌脉表现均为湿热蕴结之象。金钱草、海金沙、鸡内金三金合用，清热利湿，通淋排石；车前子、泽泻、萹蓄、瞿麦四药性寒，归肾、膀胱经，均有清热利湿通淋之功效，现代药理学研究显示这些药均有明显的利尿作用，可使体内较小的结石随小便排出；威灵仙性善走窜，可通络止痛；木香行气止痛，白芍、甘草为止痛对药，对于气血阻滞不通等痉挛性疼痛效果较好。三棱、莪术破瘀行气力强，结石生成日久阻滞气血经脉，必有瘀血内生，故治结石可适当加用活血化瘀药，疗效更佳。诸药合用，全方共奏清热利湿，降气通淋之功，使结石从小便而出，则诸症可解。

十、软坚散结散

【方药组成】

炮穿山甲 10g、水蛭 20g、血竭 15g、鳖甲 30g、白芥子 20g、僵蚕 15g、制半夏 15g、浙贝母 20g。

【主治】

甲状腺结节、乳腺增生病、肺结节、肺纤维化、子宫肌瘤、卵巢囊肿等。

【病因病机分析】

卢老认为甲状腺结节、乳腺增生病、肺结节、肺纤维化、子宫肌瘤、卵巢囊肿等疾病虽属不同系统、不同类型的疾病，但其临床表现具有共性，均有结节、增生、肿块等特征表现，病在气、血，主要与气、痰、瘀等病理因素相关，总病机为痰瘀互结，脉络瘀阻。

甲状腺结节和乳腺增生发病均以女性多见，卢老认为其发病与肝、脾二脏密切相关，发病因素多与情志不畅、饮食不节等有关，病理因素多为气、痰、瘀。其中，情志不畅是重要的致病因素，现代人们由于生活节奏快、工作压力大，情绪易受影响，临床中常可见这些患者大多伴有焦虑、抑郁等精神状态，情志异常可导致肝失疏泄，肝气郁结使气机运行不畅。肝气横逆犯脾，脾失健运影响津液运行，形成痰湿；外加平时饮食不节，过食肥甘、辛辣、刺激食物，损伤脾胃功能，致使脾失健运，不能运化水湿，而致水液停聚，积而成痰，凝滞不解。气郁、痰结日久阻滞血脉而成瘀血。气郁、痰结、瘀血等无形之邪凝聚于颈前、乳络，从而形成有形之结块，发为甲状腺结节、乳腺增生。

肺结节与肺纤维化均为肺系病变，卢老认为两者病性属本虚标实，肺气亏虚为本，痰浊、血瘀互结为标，临床常可见咳嗽、咳痰，甚则胸痛、气短、乏力、进行性呼吸困难等症状表现。肺为娇脏，易受外邪侵袭，造成肺气易受损，外加久病、体弱等因素造成肺气亏虚，不能敛降，气逆而上则发为咳嗽；子盗母气，肺金亏虚进则导致脾气受损，脾虚不能运化水饮，聚而成痰，故多见咯痰；痰浊阻滞气血运行，久而生瘀，痹阻肺络，故生胸痛。肾为气之根，肺虚日久，肾气虚失于纳摄，故动则喘甚，气短乏力，诸症表现虚实夹杂。

子宫肌瘤与卵巢囊肿为女性生殖系统的常见疾病，其发病多与肝脾相关。女子以肝为先天，肝主藏血，主疏泄，脾为后天之本、气血生化之源，七情内伤致肝失疏泄，气郁不畅，影响津血运行，气滞血瘀，久积成有形实邪包块；肝气乘脾，或饮食不节致脾气亏虚，失于健运，水湿停滞聚而成痰，痰湿与瘀血相搏，痰瘀互结，阻于胞宫，日久瘀滞成结块，形成结节、囊肿。

【方药分析】

对于这些疾病的治疗当从气、血两方面而论，治以消痰化瘀、软坚散结为法，以软坚散结散为基础方进行加减。软坚散结散为卢老治疗多种良性增生性疾病而创立的一首验方，方由穿山甲、水蛭、血竭、鳖甲、白芥子、僵蚕、制半夏、浙贝母八味药组成。穿山甲性味咸，微寒，入肝、胃经，《本草从新》云："善窜，专能行散，通经络，达病所"，其性善走窜，可活血祛瘀、通络散结，现代药理学研究表明其具有抗炎、扩血管、促进血液循环、抗癌等作用，但因穿山甲近年来已成濒危保护动物，现已从药典除名，故临床多已不用，可用土鳖虫、三棱、莪术三味药代替。水蛭性味咸苦，归肝经，破血逐瘀力强，多用于治疗瘀血久滞、癥瘕痞块等疾病，有研究表明其有效成分具有显著抗凝血、抗血栓、抗肿瘤等药理作用。鳖甲性味咸寒，归肝经，具有软坚散结之功效，与水蛭、土鳖虫均为动物药，为血肉有情之品，活血化瘀之力较植物药更强。僵蚕，味辛咸，化痰散结力强，《本草纲目》云："散风痰结核，瘰疬……痰疟癥结……"，僵蚕与土鳖虫、水蛭、鳖甲这几味药药味均咸，均有软坚散结之功效。血竭专入血分，为活血散瘀之要药，多入丸散之剂。白芥子辛温，归肺经，可利气散结，通络止痛；半夏归脾胃肺经，可辛散消痞，化痰散结；浙贝性味苦寒，归肺经，有清热散结之功效，《本草求原》云："功专解毒，兼散痰滞。治吹乳作痛，乳痈，项下核及瘤瘿，一切结核，瘰疬，乳岩……"，此三药均走气分，化痰散结力强。全方诸药共奏活血化瘀，化痰散结之功。

若胸胁乳房胀痛、情志不舒，可加用四逆散、川楝子、青皮、香附、玫瑰花、合欢花；若有咳嗽、咳痰、气喘，可加用三子养亲汤；若心悸、气短，可加茯苓杏仁甘草汤；若脾虚食欲差，腹胀不舒，可加四君子汤、鸡内金、枳实、厚朴；若小腹疼痛不适，可加白芍、炙甘草；若月经量少，可加川牛膝、沙苑子、覆盆子、菟丝子；若月经量大，淋沥不尽，可加海螵蛸、茜草、艾叶、炮姜、黄芩炭；

若大便干结，排出不畅，可加生大黄、芒硝。

◎验案举隅

张某，女，42 岁。

主诉：双乳胀痛伴包块半年，疼痛加重 5 天。

现病史：患者自述 5 天前因与他人发生争执，回家后出现双侧乳房胀痛加重。患者半年前因生气出现右侧乳房外侧疼痛，遂至某医院门诊就诊，行双侧乳腺超声检查示：右侧乳腺见两个、左侧乳腺见一个低回声团，大小约 14mm×8mm（右乳 2 点区）、6mm×4mm（右乳 1 点区）、5mm×2mm（左乳 2 点区），形态：椭圆形，平行生长，边缘光整。CDFI：团块内部及周边未见明显血流信号。双侧腋窝未见明显肿大淋巴结回声。考虑双侧乳腺增生，双侧乳腺实性结节。半年来不定时服用逍遥丸、乳癖消片治疗，治疗效果不明显。患者平时性格急躁易怒，每于生气或行经前出现双侧乳房胀痛，严重时可伴有刺痛感。刻下症：双侧乳房胀痛不适，胸闷不舒，晨起口干、口苦明显，舌质暗，苔白腻，脉沉弦。

【西医诊断】乳腺增生。

【中医诊断】乳癖（肝郁痰凝）。

【治法】疏肝理气，化痰散结。

【处方】柴胡 10g，白芍 10g，生地黄 10g，当归 10g，川楝子 10g，香附 10g，栝楼 30g，半夏 15g，浙贝母 10g，连翘 20g，荔枝核 10g，橘核 10g，夏枯草 10g，胆南星 10g，白芥子 20g，水蛭 20g，鳖甲 10g，三棱 10g，莪术 10g，牡丹皮 10g，龙胆 10g，泽泻 20g。7 剂，水煎服，日 1 剂，早晚分服。

【二诊】患者 1 周后复诊，自觉双乳胀痛减轻，胸闷缓解，口干、口苦改善。后继续服用汤药 1 月余改为水丸继续服用。

【按语】

患者长期肝气不舒，气机郁滞；思虑伤脾，脾失健运，痰湿内蕴，痰气互结，日久郁滞成块，聚于乳络而形成有形之结节包块，阻滞经脉气血运行，不通则痛。治疗当以疏肝理气、化痰散结、活血化瘀为主。柴胡、香附疏泄肝气，白芍、川楝子理气柔肝止痛，栝楼、半夏宽胸散结，白芥子、胆南星化痰通络，生地、当归清热滋阴养血，龙胆、泽泻、夏枯草清泄肝火，浙贝、连翘、荔枝核、橘核散结通络，水蛭、鳖甲、三棱、莪术、牡丹皮活血化瘀，破气散结，全方诸药共奏理气、化痰、活血之功，使结节可消。

十一、脉管炎汤

【方药组成】

附子 15g，肉桂 15g，没药 15g，乳香 15g，丹参 15g，大血藤 15g，川牛膝 20g，毛冬青 50g，地龙 20g，黄芪 50g，鹿茸粉 4g（冲服）。

【主治】

下肢动脉硬化闭塞症、血栓闭塞性脉管炎。

【病因病机分析】

下肢动脉硬化闭塞症 (ASO) 是一种由动脉粥样硬化病变引发的下肢缺血性病症，其病变位置主要在大中动脉，该病的主要特点为下肢疼痛、肢体坏死及间歇性跛行等。血栓闭塞性脉管炎（TAO）是一种病因不明的非动脉粥样硬化性疾病，主要侵及肢体的中、小血管，主要表现为肢体远端缺血症状，此病好发于男性吸烟者，烟草中含有镉，易沉积在血管壁上，吸烟后使血液黏度增强，而尼古丁可致血管内皮细胞损伤，加速血小板释放和聚集使血栓形成。两者临床症状颇为类似，均有患肢发凉麻木、疼痛、间歇性跛行甚则肢端溃疡或坏死等临床表现，西医治疗皆使用扩张血管和防止血栓聚集的药物。二者虽病名不同，但在其发展过程中出现了相同的病机和相同的证，可归于中医传统疾病“脱疽”范畴，采用异病同治的治疗法则。

脱疽是一种经络阻滞，引起指（趾）关节坏死脱落的慢性疾病。其特点是好发于四肢末端，下肢较上肢更为多见。初起患指（趾）关节怕冷麻木，行走不便，继而出现剧烈疼痛，日久远端指（趾）关节变黑，坏死，甚至趾节脱落。卢老将其病因病机概括为素体阳虚，寒邪内阻，气行不畅，脉络闭塞，日久成瘀，远端关节失去气血濡养而成坏疽。此病以阳虚为本，寒瘀为标。《诸病源候论》谓之：“此由寒气客于经络，折于气血，血涩不通，乃结成疽。”自拟脉管炎汤进行治疗。

【方药分析】

方中附子大辛大热，功效回阳救逆，补火助阳，散寒止痛，《本经》记载其：“破癥坚积聚，血瘕，寒湿，踒躄，拘挛，膝痛，不能行步”，其性善走，搜剔筋骨寒邪而驱邪外出，入肾经温通关节而祛寒痹。肉桂辛、甘、大热，功效补火助阳、散寒止痛、温通经脉、引火归元，《玉楸药解》记载肉桂：“温肝暖血，破瘀消癥，逐腰腿湿寒”，为治下元虚寒之要药，入肝经治疗经脉拘挛痿躄之证，与附子配伍增强暖肾助阳功效。王冰注《素问·至真要大论》提到：“益火之源，以消阴翳”，卢老认为脱疽是慢性疾病，在温阳药物的使用上不可操之过急，若施以大剂量温阳药物，非但不能治疗阳虚之本，反会导致燥热生风，窜动气血运行无序，血行紊乱，加重病情，只宜徐徐补之，缓复其阳，恰如火堆将熄，若此时投入大量薪柴，非但不可助燃，反而加剧其熄灭。现代药理研究表明，附子可增加股动脉血流量，具有抗炎镇痛作用；肉桂中的挥发油具有扩张血管、促进血液循环、使血管阻力下降等作用，其甲醇提取物及桂皮醛有抗血小板凝集、抗凝血酶作用。鹿茸为血肉有情之品，振奋机体，促进机体的生长发育和新陈代谢，具有激素样作用，与附子、肉桂相配发挥温肾补阳，逐寒湿之痹之用；与丹参、大血藤等活血药物相伍祛瘀生新；与黄芪相配共奏温补内托之功。乳香、没药、大血藤、丹参、毛冬青五药可活血止痛，其中乳香中含有的乳香脂酸能抑制促炎细胞因子的释放，减少关节疼痛；没药通过有效地抑制破骨作用达到护骨效果；大血藤清热解毒，活血，祛风止痛，苦泄走散，祛经络中瘀滞；毛冬青清热解毒祛湿、消肿止痛、活血通脉，可通下肢瘀滞，使血行通畅，久瘀之热得清；丹参，《本草纲目》谓之“能破宿血，补新血”，与大血藤、毛冬青相须为用，更增行血之力。川牛膝性善下行，驱逐瘀血又可补益肝肾。地龙善走血分，通瘀滞之血脉，透骨搜风剔邪，药理研究表明其可以改善血液流变学指标，具有抗血栓功效。此方中黄芪用量最大，取其行气活血，扶正托疮生肌之功，重用黄芪 50g 治疗脱疽面久溃不愈效果佳。

◎验案举隅：

吴某，男，53 岁。

主诉：右下肢发凉、疼痛 1 年余。

现病史：患者吸烟史 30 余年，居于山中，平素喜温怕冷，于 1 年前出现右下肢发凉、疼痛，行走后酸麻疼痛感明显，出现间歇性跛行，并有加重趋势，曾在当地医院做检查，彩超检查提示：右下肢胫前动脉、胫后动脉供血不足；右下肢腘动脉闭塞，诊断为血栓闭塞性脉管炎，住院治疗，治疗效果不佳。刻下症：患者面黄色暗，右下肢肌肉萎缩，胫前动脉搏动消失，趺阳脉搏动消失，皮肤发凉，足前 1/3 皮色青紫，汗毛稀少，夜间静息痛，睡眠差，二便调。舌质淡紫，舌下有瘀点，苔薄白，脉沉细。

【西医诊断】动脉硬化闭塞症。

【中医诊断】脱疽（寒凝血瘀证）。

【治法】温阳散寒，活血止痛。

【处方】炮附子 15g，肉桂 15g，没药 15g，乳香 15g，丹参 15g，大血藤

15g，鸡血藤 10g，川牛膝 20g，地龙 20g，生黄芪 50g，鹿茸粉 4g。7 剂，水煎服，每日 1 剂，早晚分服。鹿茸粉水冲服，早晚各 2g。嘱患者戒烟。

【二诊】患肢发凉明显好转，夜间静息痛缓解及疼痛时间减少，但仍有行走后右下肢酸麻胀痛感。加穿山龙 20g，油松节 20g，14 剂，水煎服。

【三诊】夜间静息痛基本消失，睡眠佳，行走后酸痛感较之前大为减轻，足前 1/3 皮色青紫稍减，舌下瘀点消失，舌质淡红。加当归 20g，继续服用 14 剂。

后续患者口服汤药治疗半年余，右足前 1/3 足掌颜色恢复如初，足趾留有些许紫暗。后将汤药改为水丸巩固疗效，1 年后复诊患者行走如常人，诸证未复发。

【按语】

患者居于山中，素体阳虚，寒邪内阻，阳气不能通达温煦肢节，又有 30 余年吸烟史，血脉瘀阻，不通则痛而致此病。治以温阳散寒，活血止痛，方选脉管炎汤治疗。附子、肉桂温补真阳以起沉疴；加丹参、没药等活血药物通血脉而利关节；黄芪托疮生肌；鹿茸温肾阳、益精血、托疮毒。诸药合用，温肾阳而祛寒瘀，益精血而托疽疮，如此则诸证得去。

十二、蛇半汤

【方药组成】

半枝莲 50g，白花蛇舌草 20g，鳖甲 15g，浙贝母 15g，夏枯草 15g，王不留行 25g，泽兰 50g，车前子 50g，茯苓 50g，当归 15g，赤芍 50g，丹参 50g，黄芪 50g，白术 30g，青皮 20g。

【主治】

肝硬化腹水。

【病因病机分析】

肝硬化腹水是肝硬化失代偿期门静脉高压征的临床表现，肝硬化是一种由不同病因长期作用于肝脏引起的慢性、进行性、弥漫性肝病的终末阶段，肝细胞在广泛坏死的基础上产生肝纤维组织弥漫性增生，并形成再生结节和假小叶导致肝小叶正常结构和血液供应遭到破坏。肝硬化时门静脉阻力增加是门静脉高压发生的首要因素，而门静脉高压是引起肝腹水的主要原因。肝硬化腹水属中医“鼓胀”“水蛊”等范畴，《灵枢·水胀篇》云：“鼓胀何如？腹胀，身皆大，大与肤胀等也。色苍黄，腹筋起，此其候也”。鼓胀病位在肝、脾、肾三脏，初起湿热蕴阻，肝失疏泄，气结于内，而人体新陈代谢有赖于气的正常升降运动，气机不畅而致水行不利，水阻中焦，横逆犯脾，脾喜燥恶湿，水湿过盛，困遏脾气，脾为后天之本、气血生化之源，脾虚致水谷精微不得运化故气虚，气为血之帅，气虚无以行血，血行不畅而滞留，形成瘀血。脾失健运，水湿聚于腹中，久则及肾，肾主水而司开阖，开阖不利，气化无权，水湿不去，则胀满更甚。

卢老根据肝腹水病人临床表现，将病机归于气、血、水三方面，湿热之毒郁阻脉络而致气滞血瘀，三焦气化不通、瘀血阻于肝脾脉络之中，水气内聚，故出现腹大坚满形成肝腹水，治疗应以解毒散结，化瘀利水，益气养血为基本原则，自拟蛇半汤治疗肝腹水。

【方药分析】

方中白花蛇舌草性味微苦、甘、寒，功效清热利湿、解毒消痈，半枝莲性味辛、苦、寒，功效清热解毒，化瘀利尿。在肝硬化腹水发病过程中，“湿邪”贯穿疾病的全过程，湿属阴邪，湿性黏滞，侵犯人体，缠绵难祛，蕴郁不化，酿生湿热，故以此二者相须为用增强清热利湿疗效。此外，肝硬化可诱发原发性肝癌，白花蛇舌草与半枝莲可诱导肿瘤细胞凋亡，两者协同增效可提高抑瘤率。同时，二者还兼具抑制乙肝病毒，调节宿主免疫的作用。黄芪、白术健脾行气利水，正所谓：“见肝之病，知肝传脾，当先实脾”。但实脾绝非施以大量补虚药物，患者体内本已有痰湿、瘀血等病理性产物，只补不消会加重患者瘀滞情况，使病情进一步恶化，且补气药物大多药性甘温，振奋人体阳气，会使血行加快，血流量增加引发胃底、食管曲张静脉破裂出血等门静脉高压并发症，危及患者生命，黄芪、白术补而不滞，鼓舞脾胃动力，脾气得运，气机调畅则三焦水道通利，血液的正常运行得以保证，配伍青皮更增行气之力。此病为本虚标实之证，以健脾行气药物治疗脏虚，对于瘀血、结节等病理性产物，应给予活血化瘀，散结通络药物进行治疗，当归在活血化瘀的同时可造生新血，濡养肝脏，维持肝脏疏泄功能正常；赤芍活血不留瘀，散瘀不动血，同时赤芍中含有的赤芍总苷成分发挥保肝作用，主要表现为抗氧化损伤，抑制炎性因子释放，改善肝脏微循环；丹参具有祛瘀生新之功，对于治疗肝细胞增生结节具有确切疗效，但丹参亦可扩散癌细胞，故对于有癌化倾向的病人谨慎使用。王不留行、泽兰在活血化瘀基础上兼有利水消肿功效，配伍利水药物治疗水瘀互结之水肿。基于此病具有出血倾向，峻烈的破血消癥药会影响肝主疏泄和肝主藏血的功能而引起动血，导致静脉破裂等危症，故临床治疗中应尽量避免使用此类药物。鳖甲、浙贝、夏枯草可软坚散结，《医门法律·胀病论》谓：“凡有癥瘕积块、痞块，即是胀病之根”。肝硬化腹水为慢性疾病，日久易损伤正气，正气亏虚，脾气虚衰，浊气不化，则湿浊黏滞胶着；另一方面气虚血滞，瘀血与痰浊蕴结，阻滞脉络则成积块，鳖甲能抑制肝星状细胞的增生活化，促进肝细胞合成白蛋白，具有抗肝纤维化作用，配伍浙贝、夏枯草更增散结功效。活血药物配伍散结药物能有效纠正血流动力学紊乱症状、降低患者的门脉压力，预防并发症的产生。加入车前子、茯苓等利水药物祛除水气，三焦水道得通而停水自消。

◎验案举隅：

尹某，男，52岁。

主诉：腹部胀满，双下肢浮肿2月余。

现病史：既往肝硬化病史8年，患者素嗜烟酒，每日饮白酒200ml，2月前出现腹部胀满，双下肢浮肿。于当地医院检查诊断为肝硬化失代偿期，肝腹水。经过住院治疗，症状未见明显缓解，遂于门诊求治。刻下症：腹大坚满，上腹部隐痛，腹软，腹壁静脉怒张，双下肢浮肿，面色萎黄灰滞，身倦无力，食欲不振，食后即感胃胀、偶有恶心呕吐，大便一天2次，不成形，小便黄。查体：移动性浊音阳性。叩诊肝上界右锁骨中线第五肋间，肋弓下缘未触及，肝区无叩击痛及压痛，脾缘肋下3cm，可触及脾切迹，质韧，无压痛。舌质紫暗、苔白腻，舌下瘀点，脉弦。

【西医诊断】肝硬化腹水。

【中医诊断】鼓胀（瘀结水留证）。

【治法】解毒散结，化瘀利水，益气养血。

【处方】半枝莲50g，白花蛇舌草20g，鳖甲15g，浙贝母15g，夏枯草15g，王不留行25g，泽兰50g，车前子50g，茯苓50g，当归15g，丹参50g，赤芍50g，生黄芪50g，生白术30g，青皮20g，清半夏15g。7剂，水煎服，每日1剂，早晚分服。

【二诊】患者自觉腹部坚满稍减，上腹部疼痛消失，食后恶心呕吐情况好转，小便次数增多。效不更方，续服上方7剂。

【三诊】腹部胀大明显减轻，患者自觉腹部轻松，食欲好转，舌下瘀点消失，下肢仍有浮肿，加大腹皮30g，五加皮30g，茯苓皮30g。仍开7剂。

【四诊】患者下肢浮肿消失，腹部B超示已无液性暗区，脾脏较之前有所缩小，大便成形。继续服用汤药2个月，后改服水丸巩固疗效。

【按语】

本病肝脾肾三脏虚损乃病之本，气滞血瘀，脉络壅塞为病之标，治疗应健脾胃而行气血，散瘀结而利小便。方中半枝莲、白花蛇舌草清利湿热，配伍王不留行、泽兰、车前子、茯苓以祛除有形之水。当归、赤芍、丹参、王不留行、泽兰活血化瘀，与软坚散结药物鳖甲、夏枯草、浙贝合用使瘀结消散，气血通畅。黄芪、白术补正祛邪，加青皮加强行气功效，使气血生化有源，水精四布。加半夏散结消痞，降逆止呕。诸药合用，寓补于消，诸证得去。

十三、益心舒

【方药组成】

人参 60g、三七 40g、水蛭 40g、血竭 20g、琥珀 20g。

【用法】

上药研成细粉，冲服或装入胶囊口服，每次 2g，每日 3 次。

【主治】

冠心病。

【病因病机分析】

卢老认为冠心病的治疗应遵从胸痹基本病机之“阳微阴弦”，即《金匮要略》所言：“夫脉当取太过不及，阳微阴弦，即胸痹而痛，所以然者，责其极虚也。今阳虚知在上焦，所以胸痹、心痛者，以其阴弦故也。”冠心病是指冠状动脉发生粥样硬化引起的管腔狭窄或闭塞，导致心肌缺血缺氧或坏死而引起的心脏病。临床将其分为五型，即隐匿性冠心病、心绞痛、心肌梗死、缺血性心肌病、猝死；典型表现为阵发性的前胸压榨性疼痛或憋闷感觉，主要位于胸骨后部，可放射至心前区和左上肢尺侧，常发生于劳力负荷增加时，持续数分钟，休息或用硝酸酯制剂后疼痛消失。冠心病相当于祖国医学中的“胸痹”“厥心痛”“真心痛”等病的范畴。卢老认为，冠心病的治疗也应立足于“阳微阴弦”，“阳微”，寸属阳，寸主上焦，阳微即上焦阳虚，如《金匮要略心典》言“阳微，阳不足也”。心居上焦，为火脏，为阳中之阳，主司君火，主血脉，心气充沛，才能鼓动血液在脉管中运行。因此，阳微虽指脉象，实则反映的是上焦心阳虚衰这一病机。“阴弦”，尺属阴，尺主下焦，阴弦即下焦阴寒太盛，以痰浊、水饮、瘀血为主，上焦阳虚，下焦阴邪上乘，阴乘阳位，痹阻心脉，不通则痛，导致胸痹的发生。

【方药分析】

卢老遵循“阳微阴弦”理论，并根据多年临床经验，总结冠心病患者多为阳气不足，气虚血行不畅，凝滞于脉中；阳气虚，易感外寒或寒邪内生，寒性凝滞，进一步加重血瘀，血不利则为水，水聚成痰。阳虚导致下焦阴邪太盛，寒、痰、瘀、水反过来又能加重阳气虚衰，故本病的病机为本虚标实，虚实夹杂。卢老自拟经验方益心舒治疗本病，治以益气通脉之法。药物组成为人参、三七、水蛭、血竭、琥珀，研成细粉，冲服或装入胶囊口服，每次2g，每日3次。方中重用人参为君药，大补元气，补上焦阳气之不足，气旺则血行，兼能安神定志，现代药理学研究表明，人参皂苷有提高心肌收缩力、增加冠脉流量、减慢心率的作用。三七、水蛭共为臣药，二药合用则瘀血祛而脉络通，通则不痛。三七，甘苦性温，活血化瘀止痛；水蛭，咸苦性平，破血通经，逐瘀消癥，《神农本草经》谓其“主逐恶血，瘀血，月闭，破血瘕，积聚，无子，利水道。”现代药理学研究表明，水蛭具有调节脂代谢、抑制血管平滑肌细胞增殖、保护血管内皮的作用；三七具有抑制血小板聚集、抗血栓作用。血竭、琥珀为佐药，血竭活血化瘀止痛，散心腹之瘀滞；琥珀活血散瘀，增人参安神之力。全方共奏益气养心，活血化瘀，行血定痛之功。若有心肌梗死者，加地龙以增强活血通脉之功；有心力衰竭者，重用人参，加附子、细辛、淫羊藿，附子回阳救逆、补火助阳，细辛散寒止痛，淫羊藿温肾壮阳；有痰者加栝楼、半夏、枳实；心绞痛者，加川芎，即活血勿忘治气，对缓解心绞痛有良效，现代药理证实，川芎嗪有较好的扩冠作用。

◎验案举隅

患者，女，55岁。

主诉：反复胸闷胸痛3年余。

现病史：患者3年前因情绪激动出现胸痛胸闷、气短、心悸，于当地某医院住院治疗，具体用药不详，诊治后症状缓解出院，症状时轻时重，近期因胸痛加重，以刺痛为主，持续时间3分钟，需服用硝酸甘油才能缓解，遂来就诊。刻下症：胸部疼痛，胸闷，活动后加重，体倦乏力，睡眠差，饮食正常，二便正常，舌体胖大，舌质紫暗，苔白腻，脉弦。既往史：高血压病病史10年，口服拜新同治疗，现血压控制稳定。

【西医诊断】冠心病、高血压病。

【中医诊断】胸痹（气虚血瘀痰阻证）。

【治法】益气活血、祛湿化痰、通脉止痛。

【处方】人参60g，三七粉40g，水蛭40g，血竭20g，琥珀20g，胆南星20g，半夏20g，枳实20g。研成细粉装入胶囊，每次2g，每日3次，服用1个月。

【二诊】患者心悸，胸痛症状明显减轻，胸闷偶有发作。守上方继续服用2个月。治疗3月后，现心绞痛极少发作，胸痛胸闷明显减轻，病情稳定。

【按语】

患者中年女性，上焦心阳虚衰，下焦瘀血、痰饮上乘，阴乘阳位，脉道不通，气血不能濡养心脏，既有不通则痛，又有不荣则痛，本虚标实。痰饮瘀血阻滞心胸，气机不畅，则胸部疼痛，胸闷；活动后诸证加重，体倦乏力，为气虚之象；心藏神，心气虚，加之痰瘀阻心，心神失养，则眠差；舌体胖大，舌质紫暗，苔白腻，脉弦，为气虚血瘀痰阻之征。治以益气活血、祛湿化痰、通脉止痛之法，方用自拟益心舒。心主血脉，主行血，血液的正常运行，需要心气的推动，故方中重用人参大补元气，补脾益肺，兼能养心安神；三七散瘀止痛，水蛭破血通经，逐瘀消癥，两者相伍使脉道通利，活血通脉止痛；血竭甘咸，咸入血分，活血定痛，化瘀止血；琥珀甘平，活血散瘀，伍人参益心安神；胆南星，苦辛性凉，清热化痰；半夏辛温，燥湿化痰；枳实，行气化痰。

十四、久泄失笑散

【方药组成】

茯苓50g，泽泻15g，炒白术50g，苍术15g，干姜30g，赤石脂30g，补骨脂30g，五倍子10g，诃子15g。

剂型与服用方法：研极细末，每次服5~15g，一天3次，饭后服用；亦可做汤剂。

【主治】

阳虚久泄。

【病因病机分析】

卢老认为，慢性泄泻的治疗主要从脾肾阳虚和湿盛两个方面论治。脾主运化，主升清，喜燥恶湿，脾气健运，将饮食水谷转化为水谷精微和津液，再由脾气的转输作用将其转输到其他四脏，内养五脏六腑，外养四肢百骸。若饮食不节伤及脾胃，脾胃虚弱，湿浊内阻，清气不能上升，浊气不能下降，水反为湿，谷反为滞，大肠传导失职，清浊不分，混杂而下，而致泄泻，即“清气在下，则生飧泄”“无湿不成泻”。湿邪为主要致病因素，湿为阴邪，易伤阳气，湿邪致病可分为外感和内生，外感湿邪致病，多因气候潮湿、久居湿地等致湿邪侵袭人体而为病；内湿多因脾胃虚衰，水湿内停。脾喜燥恶湿，湿邪中阻，伤及脾阳，进而导致脾脏运化无权，水液代谢失调，水湿停聚。湿性趋下，湿邪过多必然下走大肠，湿邪下注发为泄泻。正如《景岳全书·泄泻》谓：“泄泻之本，无不由于脾胃”，《素问·阴阳应象大论》言：“湿盛则濡泄”。可见脾虚和湿盛是泄泻发病的重要因素，而且二者常互为因果，脾虚则水液代谢失常而生湿，湿盛又困阻脾阳，致脾运失常。久病及肾，命门火衰，火不暖土，脾失温煦，运化失常，不能腐熟水谷，运化水湿，清浊不分，混杂而下，遂成久泻，甚则五更泻。如《景岳全书·泄泻》：“肾为胃之关，开窍于二阴，所以二便之开闭，皆肾脏之所主，今肾中阳气不足，命门火衰，而阴寒独盛，故于子丑五更之后，当阳气未复，阴气盛极之时，即令人洞泄不止也。”因此，慢性泄泻的病机主要为阳虚湿盛。

《内经》谓：“脾病者，虚则腹满肠鸣，飧泄食不化”，可见泄泻与脾虚密切相关，其次还与肾脏相关。脾为后天之本，肾为先天之本，两者的关系，在生理上表现为先天与后天的互相促进、相互滋生，在病理上主要表现为水液代谢的失常。脾主运化食物水液，为后天之本；肾藏精，内寄真阴真阳，为先天之本，开窍于二阴，司二便之开合。脾主运化的功能依赖于肾阳的推动促进，肾阳为一身阳气之本，五脏之阳气非此不能发，能推动和激发脏腑的各种机能，温煦全身脏腑形体官窍。若肾阳亏虚，命门火衰，阴寒内盛，不能温煦脾土，清浊不分而致泄泻。其次，泄泻反复迁延不愈，损伤脾阳，进而累及肾脏，终至脾肾阳虚泄泻。可见脾肾两脏在病理相互影响。如《景岳全书·泄泻》谓：“脾弱者，因虚所以易泻，因泻所以愈虚，盖关门不固，则气随泻去，气去则阳衰，阳衰则寒从中生”，因此治以益气健脾，温阳止泻。

【方药分析】

自拟久泄失笑散，方中茯苓、白术补气健脾，利水渗湿，使湿无所聚，杜绝生湿之源；泽泻，甘淡性寒，利水渗湿；苍术，辛苦性温，苦能燥湿，温可祛寒，燥湿健脾，助茯苓、白术健脾燥湿；茯苓、泽泻、白术相伍，取五苓散之义，专攻利水。干姜，辛热燥烈，主入脾胃而长于温中散寒，健运脾阳，为温暖中焦之主药；补骨脂，辛苦性温，温补命门之火，温脾止泻；一补脾阳，一补肾阳，温阳止泻。赤石脂，酸涩收敛，涩肠止泻，《本草经集注》载其：“治腹痛，泄澼，下痢赤白，小便利”，合干姜取桃花汤之义，涩肠止泻，温中散寒。五倍子、诃子两者酸涩性收敛，主入大肠经，善于涩肠止泻，为治久泻久痢的常用药。全方以脾肾阳虚，湿邪内盛为主要病机，当脾肾同治，重在治脾，利水渗湿，标本兼顾。

◎验案举隅

潘某，男，50 岁。

主诉：腹泻反复发作 5 年余，加重 2 天。

现病史：患者 5 年前因大量进食生冷，出现大便稀溏，甚则如水样，自行口服止泻药物后好转。5 年来腹泻反复发作，2~3 次 / 天，进食生冷、油腻食物后腹泻加重，四肢怕冷，肠镜示：结肠息肉。服用过参苓白术散、附子理中汤等，始终未见好转，遂来求诊。刻下症：大便稀溏，2~3 次 / 天，完谷不化，有便不尽感，便前腹部胀痛，便后痛减，进食生冷、油腻食物后腹泻加重，平素腹部畏寒喜暖，手足怕冷，偶有腰酸，疲倦乏力，纳食一般，食后脘腹胀满，睡眠正常，小便清长。舌淡白，苔薄白，脉沉细。

【西医诊断】慢性结肠炎。

【中医诊断】泄泻，脾肾阳虚证。

【治法】益气健脾，温阳止泻。

【处方】茯苓 50g，泽泻 15g，炒白术 50g，苍术 15g，干姜 30g，赤石脂 30g，补骨脂 30g，五倍子 10g，诃子 15g，人参 15g，肉豆蔻 15g，枳实 30g。上药研为细末，一天 3 次，一次 10g，饭后服用。

【二诊】服药后泄泻好转，大便 1 次 / 天，较前成形，无便不尽感，腰酸乏力消失，便前腹痛改善，腹部畏寒喜暖和食后腹胀缓解，食欲有所增加，继服上方。调治 3 个月，患者症状已明显改善，大便每天 1 次，成形，便前腹痛已消失，诸症好转。

【按语】

该患因大量进食生冷伤及脾阳，未能正确施治，致脾病，久病及肾，脾肾两虚，肾阳虚不能温煦脾土，脾失运化，不得升清，水谷不化，清浊不分，合污而下，遂成泄泻。患者腹泻反复发作，现大便 2 ~ 3 次 / 天，粪质稀溏，有便不尽感，便前腹部胀痛，便后痛减，为脾阳虚衰，健运失常所致；进食生冷、油腻食物后腹泻加重，脾阳已虚，再进食生冷更伤脾阳，故腹泻加重；脾主大腹、主四肢，脾阳虚则腹部畏寒喜暖，手足怕冷；肾阳虚则偶有腰酸、小便清长；疲倦乏力，舌淡白，苔薄白，脉沉细为阳虚湿盛之象。治以益气健脾，温阳止泻之法，方用久泄失笑散加减，方中茯苓、泽泻、白术、苍术补气健脾，利水渗湿；干姜温中散寒，温暖中焦；补骨脂补肾壮阳，温脾止泻；五倍子、诃子、赤石脂，酸涩收敛，入大肠经，涩肠止泻；加人参补脾益气，协茯苓、白术增强益气健脾之力，取四君子汤之义；肉豆蔻，温中行气，涩肠止泻，伍干姜增强温中散寒之效；枳实破气除满，以消脘腹胀满。

第四部分 验案撷英

一、急性扁桃体炎

王某，女，13 岁。

主诉：咽痛 4 日，发热 2 日。

现病史：4 日前，无明显诱因出现咽痛，继之咽下困难，2 日前出现发热，体温达 38.8℃左右，自服抗感冒药，症状未见好转。刻下症：咽痛，发热，呼吸困难，咳嗽，咳痰不爽，色黄质黏，呼吸困难，大便干结，小便黄，舌红苔黄，脉滑数。查体：双侧扁桃体二度肿大，可见脓性分泌物。

【西医诊断】急性扁桃体炎。

【中医诊断】乳蛾（肺火炽盛证）。

【立法】清肺化痰，解毒利咽。

【方药】射干 10g，升麻 10g，马勃 10g，芒硝 10g（冲服），牛蒡子 10g，络石藤 20g，连翘 30g，重楼 10g，栀子 10g，玄参 15g，浙贝 15g，桔梗 15g，甘草 10g。3 剂，水煎服，每日 1 剂，早晚分服。

【二诊】病人自述服用 2 剂后热退身凉，咽喉疼痛大减，舌苔转薄。查体：扁桃体无分泌物，局部红肿明显减轻。4 日后复诊仍稍有咳嗽，口咽干燥，原方基础上去栀子、络石藤、芒硝减至 5g，加麦冬 10g 润肺养阴止咳，继服 5 剂而愈。

【按语】

急性扁桃体炎是一种上呼吸道感染性疾病，儿科多为常见，是腭扁桃体的一种急性非特异性炎症。临床表现为发热，咽痛及扁桃体肿大，有脓点，可伴颈、颌下淋巴结肿大触痛。此病归属中医学“烂乳蛾”范畴，以喉核肿大，凸出于喉关两侧，形似蚕蛾而得名。中医学对此病病因归咎为素体阳盛、嗜食膏粱厚味、辛辣、滋补之品以致内有积热，感外邪入里，引动积热，灼烧肺经，循经上熏咽喉，表现为咳嗽、咽痛、发热等症状。因此，本病病位虽在咽喉，其病理变化与肺胃关系密切。

患者就诊时发热、咽痛、咳嗽、吞咽困难，乳蛾红肿，可见脓性分泌物，此为疾病的急性期，当治其标。咽喉为肺之门户，肺热清则咽喉利，故治以清肺化痰、解毒利咽。选方射干汤加减（射干、升麻、马勃、芒硝），用于痰火壅盛、咽喉肿痛之实证。方中牛蒡子、射干、马勃、络石藤均能清热利咽，牛蒡子为“散风除热解毒之要药”“主润肺、散结气、利咽膈”，善治喉核红肿溃烂，配伍芒硝可消肿、滑肠通便，此意为肺与大肠相表里，患儿有实热便秘干结不下，腑气不通，则肺难以肃降，需注意的是，乳蛾患儿若兼夹腹泻等消化道症状时应酌情删减；升麻、连翘散风热于外，寓意有“火郁发之”，加重楼、浙贝母四者可疗痈肿疮毒，散结止痛（著名方剂消瘰丸早有记载）；玄参、栀子、络石藤可入血分，凉血退热，栀子还能清三焦火；桔梗开宣肺气，祛痰排脓止咳，且桔梗、甘草出自《伤寒论》桔梗汤，此方主治咽痛。服药后热退，但仍觉咽干明显，此为邪热消烁阴津，可加大甘草用量与麦冬相伍，服用后自觉甜腻感，尤为滋润舒服。（玄参、麦冬、甘草、桔梗又为玄麦甘桔汤一方，此方清热养阴利咽，可用于疾病后期阴虚火旺，虚火上炎所致口鼻干燥，咽喉肿痛之症。）乳蛾在急性期以邪实为主，全方配伍共奏清肺化痰、解毒利咽之功。

二、过敏性鼻炎

周某，女，36岁。

主诉：鼻塞、鼻痒、流鼻涕反复发作，加重2天。

现病史：患者患有过敏性鼻炎5年，平素易感冒，晨起打喷嚏，流鼻涕，伴眼痒，畏寒明显，每遇季节交替、吸入异味及受凉后诸症加重。刻下症：鼻塞，流清涕，鼻痒，喷嚏时作，恶风、畏寒、乏力，劳则腰酸，纳可，二便可，睡眠欠佳。舌淡苔薄白，边有齿痕，脉沉弦细。

【辅助检查】过敏原试验提示对尘螨、花粉、霉菌等过敏。

【西医诊断】过敏性鼻炎。

【中医诊断】鼻鼽（肺肾气虚证）。

【立法】补虚扶正，固肺通窍。

【方药】黄芪30g，白术30g，防风20g，黄精30g，淫羊藿30g，甘草10g，苍耳子15g，辛夷20g，白芷20g，薄荷15g，徐长卿10g。14剂，水煎服，每日1剂，早晚分服。

【二诊】患者自诉服药后5天鼻塞、流清涕、恶风怕冷症状大为改善，仍有乏力之症，原方基础上加仙鹤草50g补虚收敛。14剂，煎服方法同上。服药后患者症状基本消失，嘱每逢季节交替以及过敏性鼻炎发作前期可续服1周，随访半年，未再发作。

【按语】

过敏性鼻炎是由IgE介导的，以鼻塞、鼻痒、流清涕、发作性喷嚏、嗅觉功能下降为主要临床症状的慢性炎症性疾病。此病属中医“鼻鼽”范畴，是耳鼻喉专科门诊的常见病、多发病之一。中医认为过敏性鼻炎的发生原因有二：一是内在因素，多为脏腑功能失调，主要是肺、脾、肾三脏虚损；二是外在因素，多为风寒、异气之邪侵袭鼻窍而致病。另有外因与内因合而为患，乃由肺气虚弱，卫阳不固，风寒外邪乘虚而入，或异气诱发所致。本病的发生是机体的内因为本，外因为标，临床上以虚证表现居多。其主要病机为：肺气亏虚，卫表不固，风寒之邪乘虚而入，风寒束肺，肺失宣降，清肃无权，水液不布，津液停聚，鼻内肌膜肿胀苍白；气不摄津，而清涕涟涟，水湿滞于鼻，故鼻窍不通；或脾气虚弱，纳运失职，湿浊内停，同时，肺气无以充养，肺失宣降，致水湿浊邪上犯鼻窍，出现鼻塞、喷嚏，清涕不止；或肾元亏虚，摄纳无权，气不归元，阳气易于耗散，风邪得以内侵致病，同时肾阳虚，则命门火衰，不能温养脾肺、温化和固摄水湿，寒水上泛而不能自收，内外邪浊结聚鼻窍，可致鼽嚏。因此，本病虽表现在肺，其病理变化与脾肾关系密切。卢老常治以补虚扶正、通窍解表，方选自拟增免汤合苍耳子散加减。

本案病人患鼻炎5余年，平素恶风寒，乃素体阳虚，卫外不固所致。卢老认为本病既有鼻塞流清涕、鼻咽痒等风寒湿之邪客肺、鼻窍不通之标，更有虚人体质，易感受风邪，畏寒乏力等阳气不足之本，故治疗时须标本同治。选方以增免汤合苍耳子散加减，补虚扶正，固肺通窍。增免汤组成为黄芪30g、白术30g、防风20g、黄精30g、淫羊藿30g、甘草10g，顾名思义增强免疫力。此方不仅应用于过敏性鼻炎，同样适用于慢性荨麻疹、反复感冒等免疫力低下疾病。其中黄芪、白术、防风为玉屏风散组成，具有益气固表、祛风止痒、调和营卫之效，为扶正固表经典方剂。黄精能补脾气、养肺阴，淫羊藿补肾壮阳、强筋健骨、祛风除湿，全方配伍，使热而不燥，滋而不腻，肺、脾、肾三脏并补，这也体现了卢老肺脾肾同治、培土生金、金水相生的组方思想。此方所涉及中药均具有的提高免疫系统的功能，已被大量的临床和实验室研究所证实。苍耳子、辛夷、白芷、薄荷为经典名方苍耳子散的组成，此方最早记载于《济生方》，为鼻科临床常用药方，可疏风止痛、宣通鼻窍。方中苍耳子、白芷、辛夷辛温通窍，薄荷辛凉通窍，佐制温燥，辛夷还能消肿，白芷止痛，四者联合，共同发挥芳香通窍作用。方中还配以徐长卿以强祛风止痒之效，甘草调和诸药。若患者鼻流清涕不止，同时伴有小便清长频数，此为下元虚寒不能固摄，可加乌药配伍益智仁增强补肾固精之功，此又为缩泉丸之方义。

三、支气管哮喘

朱某，男，64 岁。

主诉：呼吸困难反复发作 30 余年。

现病史：患者自述闻及刺激性气味或食入细碎食物时易引发吸气性呼吸困难，近期呼吸困难发作频繁，严重时可有窒息感，窒息 1min 内可缓解，严重时一天可发作 3~4 次，伴有喘息、咳嗽、咳白痰，乏力，纳可，大便干，5~6 天一行，小便正常。舌体胖大，苔黄白腻，脉沉滑。

查体：桶状胸，双肺听诊无干湿性啰音。

【西医诊断】支气管哮喘。

【中医诊断】喘证（痰阻气逆证）。

【立法】祛痰降逆，宣肺平喘。

【方药】葶苈子 30g，苏子 20g，白芥子 20g，炙麻黄 30g，杏仁 20g，甘草 10g，黄芩 30g，厚朴 30g，白前 20g，木蝴蝶 20g，桔梗 20g，清半夏 20g，酒大黄 15g，地龙 10g。14 剂，水煎服，每日 1 剂，早晚分服。

【二诊】患者自述哮喘发作次数明显减少，大便 2 日一行，自述排便费力，仍有短气、胸闷。查体：双肺无干湿啰音，呼吸音弱。舌质紫暗，苔白腻。在原方基础上加茯苓 50g，继服 30 服，服法同前。

【三诊】已无哮喘发作，仍觉乏力，劳累后气短，上述中药配伍人参蛤蚧散研末改制丸剂，每日 3 次，每次 3g 口服以补肺益肾、以固其本，在哮喘缓解期达到扶正驱邪，预防疾病发生发展的目的。

【按语】

支气管哮喘是常见的慢性气道疾病，临床表现以喘息、气急为主，可伴有胸闷、咳嗽等症状，此外还伴随着气道高反应性、气流受限及气道重塑。此病归属于中医学“哮病”“喘证”范畴。当脏腑功能异常时则津液输布障碍，凝结成痰，伏藏于肺，如遇外邪侵袭、饮食不当、情志不畅、素体虚弱等外邪或其他诱因而触发，使痰随气升，壅阻气道，肺失肃降，引动停积之痰，使气道挛急，喘促气短，发为哮喘。病因以肺虚、脾虚、肾虚为本，以风、痰、气、瘀为标。发作期以实证表现为主，缓解期以虚证表现居多。本病反复发作日久，可累及于心而导致肺胀出现心悸、水肿等危候；也可因严重发作而出现喘脱，救治不及而死亡。因此治疗本病应根据"发时祛邪以治肺，平时健脾益肾以固本"的大法，发作时攻邪，治标时需分寒热，寒痰宜温化宣肺，热痰当清热肃肺，表证明显者兼以解表；缓解期宜治本，阳气虚者应予温补，阴虚者则予滋养，治疗上分别采取补肺、健脾、益肾等法，以控制其发作为治疗目的。此外，须注意到"痰可致瘀"的病理特点，适当加入活血化瘀之品。

本案患者近期由于气候等环境因素发作频繁，发作时窒息感强烈，伴有气管痉挛，有明显的喘憋、气促、胸闷之症，且自觉胸中阻塞，咳痰不爽，肺主气功能失常，肃降无权，气不化津，津聚成痰，气逆于上，则发生咳嗽、咳痰之症，查舌脉象，辨为痰阻气逆证。卢老根据临床经验自拟止喘汤加减治疗，方中麻黄宣通肺气、平喘止咳，西医药理学研究发现其主要成分中麻黄碱、伪麻黄碱、挥发油等具有止咳、平喘、祛痰及免疫抑制的作用。桔梗开宣肺气祛痰，配杏仁、苏子、半夏、白前降气化痰平喘，两类宣降结合，达到利肺平喘之功。葶苈味苦而辛，专泻肺气，白芥子利气散结，此"治痰先治气"早有记载，为卢老治疗肺系疾病调畅气机精华所在，气顺则伏痰散，咳喘自除。热者则于黄芩泄肺热，木蝴蝶清肺热兼疏肝和胃，地龙活血行气平喘；厚朴下气力强，与大黄配伍泻下通便，且肺与大肠相表里，大肠腑气通顺，传导功能正常，有助于肺的宣发和肃降功能的恢复。此方痰气并治，共奏祛痰降逆，宣肺平喘。西医药理学研究分析，炙甘草、半夏等均具有止咳、平喘、祛痰及免疫抑制的作用。苦杏仁、紫苏子可以缓解哮喘患者咳喘症状，同样具有止咳、平喘、抗炎、免疫调节的作用。

此外，若患者长期患有肺系疾病迁延不愈，久病肺虚，气失所主，气阴亏耗，不能下滋于肾，肾元亏虚，肾不纳气，而出现呼吸困难、咳喘，可配伍人参蛤蚧散，此方补肺益肾以固本扶正，清热化痰、止咳平喘以治其标，诸药合用，标本兼治，尤其有明显季节性发作者可预服本方 1~2 月以固其本，同时可配合三伏贴每年坚持治疗，既可以起到治病也可以达到防病的目的。临床应用敷贴疗法组方及操作：将白芥子、细辛、甘遂按 5 ∶ 3 ∶ 2 之用量共研细末，姜汁调和后制成直径 1cm 的药饼。初伏贴敷大杼、肺俞、脾俞（均为双侧），中伏贴敷厥阴俞、风门、肾俞（均为双侧），末伏贴敷膏肓俞、风门、三焦俞（均为双侧），每次

30~60 分钟为宜。疗程：每年三伏天进行，即初伏（夏至后第三个庚日）、中伏（第四个庚日）、末伏（立秋后第一个庚日）。

四、稳定性心绞痛

李某，男，63 岁。

主诉：阵发性胸闷、胸痛 1 月余。

现病史：患者 1 个月前在家劳作后出现胸闷、胸痛症状，感胸闷隐痛，每次发作 5 分钟，每周发作 3 ~ 4 次。刻下症：心悸、气短不足以息，汗出乏力，双手远端指间关节麻木，下肢不温，健忘，口干、渴不多饮，睡眠质量差，偶有半夜惊醒，伴有窒息感，胸痛较白天发作时加重，刺痛感明显，舌下含服“硝酸甘油”后可缓解，纳食不佳，二便调。舌淡暗，苔薄白，脉沉细弱。

既往史：高血压病病史 10 年，现服用硝苯地平缓释片 1 片 / 次，1 次 / 天，控制血压，血压控制尚可。腔隙性脑梗死病史 3 年。血脂偏高，服用阿托伐他汀钙片 10mg / 次，1 次 / 天调脂。

【西医诊断】稳定性心绞痛。

【中医辨证】胸痹（气虚血瘀证）。

【治法】补气活血通络。

【处方一】生黄芪 50g，川芎 30g，地龙 30g，赤芍 30g，党参 20g，葛根 30g。7 剂，水煎服，每日 1 剂，早晚分服。

【处方二】蜈蚣 14g，土鳖虫 20g，全蝎 30g，水蛭 50g。打粉，每次 3g 水冲服，早晚分服。

【二诊】患者心悸、胸闷、气短较前明显减轻，但仍时有胸骨后隐痛，眠差。加夜交藤 20g。14 剂，水煎服，每日 1 剂，早晚分服。

【三诊】患者胸痛消失，睡眠好转，精神振作。嘱患者守前方继服 14 剂巩固疗效。

【按语】

中医典籍对“稳定型心绞痛”病名没有明确的记载，但是根据其临床症状可以将其归为“胸痹”的范畴。本案患者本身年迈体弱，加之劳累过度，导致心气不足，心主血脉，即指心气推动血液在脉管中运行以濡养全身的功能，气属阳而主动，气虚无力推动血液运行导致瘀血内生，血属阴而主静，血为气之母，血不载气，血行不畅又反过来导致气虚，两者互为依存，相互为用，《医林改错》云："元气即虚，必不能达于血管，血管无气，必停留而瘀。"此病属本虚标实，针对此类气虚血瘀型心绞痛患者，卢老主张标本同治，补气活血并用，扶正化瘀共施，方中黄芪味微性甘微温，长于补气，本案患者于胸痛时出现气短不足息、心悸、神昏乏力症状，正符合张锡纯"胸中大气下陷"学说："其满闷者，因呼吸不利而自觉满闷也；其怔忡者，因心在膈上，原悬于大气之中，大气既陷，而心无所附丽也；其神昏健忘者，大气因下陷，不能上达于脑，而脑髓神经无所凭借也。"故重用黄芪直补胸中大气，辅之以葛根取其升举之力，气为血之帅，使气盈得以促血运行，祛瘀而不伤正，现代药理研究发现黄芪总皂苷能有效改善人体血液流变学、降低血黏度，抑制血小板聚集，起到改善动脉粥样硬化的作用；赤芍补血而不滞血，去瘀血而生新血，川芎上行头目、下行血海，通达三焦，为气中之血药，与赤芍相配治疗患者瘀血所致夜间心胸刺痛，地龙性善走窜，通经活络，行走全身，以增活血化瘀药力。二诊患者睡眠欠佳，加入夜交藤引阳入阴，改善患者睡眠。卢老临床中善用虫类药物，曾言"此类血肉有情之品，推陈出新之力无出其右"。蜈蚣、全蝎皆为辛散之物，二者在临床中常相须为用，张锡纯论蜈蚣"走窜之力最强，内而脏腑，外而经络，凡气血凝聚之处皆能开之。"土鳖虫破血逐瘀，且兼有和血之功，能行能缓，水蛭咸、苦、平，归肝经，有破血逐瘀的作用，吴鞠通谓之"以食血之虫，飞者走络中气血，走者走络中血分，可谓无微不入，无坚不破"，其蒐除瘀血之功非凡。本案患者因气虚不能行血，血瘀于内而致胸中刺痛，肢端失于气血濡养，手指麻木，下肢不温，故以虫类药物破瘀血而通脉络，瘀血得去，新血自生。

五、肝细胞性黄疸

李某，男，51 岁。

主诉：目睛、全身肌肤、小便发黄半月余。

现病史：患者平素喜饮酒，半个月前出现胸脘痞满，食欲减退，厌食油腻，疲倦乏力，渐渐目睛、皮肤、小便出现黄疸，于某医院住院查总胆红素（TBIL）40.6 μmol/L，直接胆红素（DBIL）14.5 μmol/L，间接胆红素（IBIL）26.1 μmol/L，AST 95 U/L，ALT 62 U/L，治疗后效果欠佳，故来求治。刻下症：目黄，身黄，身体困重，胸脘痞满，全身乏力，恶心，食欲减退，大便一日 1 行，质稀溏，小便黄；舌质红、边有齿痕，苔厚腻微黄，脉滑。

既往史：乙肝病史、高脂血症病史。

【西医诊断】肝细胞性黄疸。

【中医诊断】黄疸（湿热内蕴，湿重于热证）。

【立法】化湿清热，利胆退黄，健脾和胃。

【方药】茵陈50g，桂枝10g，茯苓50g，泽泻25g，生白术20g，猪苓25g，栀子15g，酒大黄10g，赤芍15g，郁金15g，党参10g。7剂水煎服，早晚饭后温服。嘱患者清淡饮食，忌食辛辣、生冷、油腻及饮酒。

【二诊】肝功能化验结果显示，总胆红素、直接胆红素和间接胆红素数值降低。目黄、面色黄、小便黄减轻，胸脘痞满基本消失，食欲好转，全身较前有力，仍有恶心，舌质淡红，苔稍黄腻，脉缓；原方基础上加竹茹10g，生姜5g。14剂水煎服。

【三诊】继服14服后，诸证好转，TBIL、DBIL、IBIL、AST、ALT恢复正常。

【按语】

黄疸是以目黄、身黄、小便黄为主症的临床常见疾病。卢老认为，黄疸的主要病理因素为湿邪、热邪、寒邪、疫毒、瘀血，其中又以湿邪为主导。如《金匮要略·黄疸病脉证并治》指出“黄家所得，从湿得之。”湿邪壅阻中焦，脾胃失健，肝气郁滞，疏泄不利，致胆汁输泄失常，外溢肌肤，下注膀胱，而发为目黄、肤黄、小便黄之病证。由于个人体质和致病因素的不同，湿邪可从热化或寒化，但治疗原则皆是化湿邪，利小便，即《金匮要略》所言：“诸病黄家，但利其小便。”卢老指出，“治黄疸不利小便，非其治也。”使湿邪从小便而去，湿有出路则黄自退。该患平素喜饮酒，体型略肥胖，加之舌苔黄腻，故为湿热体质，湿热久郁，壅阻脾胃，熏蒸肝胆，使胆汁不循常道反渗入血液，上注于目睛，外溢于肌肤，下渗于膀胱，引起身黄、目黄、小便黄；湿性重浊，则身体困重；湿邪壅阻中焦，气机升降失调，气机不畅，则胸脘痞满；湿热困阻脾胃，脾失健运，胃失和降，则恶心，食欲减退；脾虚运化水谷失职，则大便稀溏；舌质红、边有齿痕，苔厚腻微黄，脉滑，为脾虚湿热内蕴之象。治以化湿清热，利胆退黄，健脾和胃，方用茵陈五苓散加减。方中重用茵陈清利湿热，利胆退黄，为退黄要药；栀子清利三焦湿热，泻火凉血；酒大黄泻热逐瘀，利湿退黄；三者合为茵陈蒿汤。茯苓、生白术既能健脾，又能利水渗湿，猪苓、泽泻利水渗湿，泽泻兼能泻热，桂枝辛温，温阳化气以助利水，又能制约诸苦寒之药，合为五苓散之义；赤芍清热凉血；郁金苦寒清泄，入肝胆经，疏肝利胆，清利湿热，合赤芍增清热凉血之功；党参补气健脾，伍白术增补气健脾之力；加竹茹、生姜止呕。全方清热利湿，利胆退黄，健脾和胃，重在利小便，使湿热从下焦而出，故黄疸自退，正如《景岳全书》所说："阳黄证多以脾湿不流，郁热所致，必须清火邪，利小便，火清则溺自清，溺清则黄自退。"

六、慢性浅表性胃炎

潘某，男，65岁。

主诉：胃脘部烧灼疼痛反复发作6个月，加重2周。

现病史：患者平素急躁易怒，饮食稍有不当即感胃脘不适，胀闷不舒，自行服用奥美拉唑肠溶胶囊后稍能缓解，但劳累后容易复发。近2周以来因忧思过重导致疼痛加剧，时呕吐酸液苦水，自觉心慌气短，心中烦热，神疲乏力，难以入睡，睡后易醒，食欲不佳，大便黏腻。舌质紫黯，苔黄腻，脉弦细略数。

【西医诊断】慢性浅表性胃炎。

【中医诊断】胃痛（肝胃郁热，湿热中阻证）。

【立法】清肝和胃，清热祛湿。

【方药】和胃汤加减。焦栀子20g，黄连10g，海螵蛸30g，瓦楞子30g，草果15g，焦三仙15g，鸡内金20g，丹参25g，赤芍25g，香附10g，半夏20g，枳实30g，茯苓30g。7剂，水煎服，日1剂，早晚分服。

【二诊】服药后胃痛缓解，吐酸亦减少，但患者仍有胃胀之感，按之疼痛，不欲饮食，烦热减轻，睡眠状况好转，但睡眠较浅，容易醒。原方加珍珠母50g。7剂，水煎服。

【三诊】胃痛已止，仍感食后胃脘闷胀，心慌气短症状消失，食欲恢复正常，睡眠情况良好，仍觉乏力。原方去海螵蛸、瓦楞子，加生麦芽50g，生谷芽30g以消胀助运，运脾疏肝。14剂，水煎服。

【四诊】诸症缓解，自觉心情舒畅，饮食、睡眠良好，嘱患者清淡饮食，控制情绪，随诊。

【按语】

本例患者诊断胃痛，以湿浊内阻、脾失健运为本病的主要病机，兼见呕苦吞酸，因情志不畅、肝郁化火、肝胃不和，故治疗时在泻胃清肝的同时，佐以和胃消积化浊之品，使木郁达之，胃气通顺，湿浊自化。方以栀子、黄连清热解毒，泻肝胃之热；焦三仙、鸡内金消食化积，祛除实邪，使湿热无所依附；丹参、赤芍、香附活血化瘀，疏肝止痛；以茯苓、桂枝、泽泻温阳利水，在健脾的同时，宣畅气机，引热下行；龙胆草、夏枯草为龙胆泻肝汤之意，清泻肝经湿热，使魂有所归藏，对于失眠的治疗有明显的疗效；乌贼骨、煅瓦楞既能制酸，又可化瘀止痛，标本兼治。后因多惊易醒，故加珍珠母重镇安神，后胃痛止而纳食胀，遂加谷芽、麦芽，以醒胃助运，而获得速效。

卢老治疗胃痛，要辨两个字，一曰胀、二曰痛，胀者多为脾虚肝郁，脾有升清降浊之功，若脾气虚弱，浊邪内生则胀。故胀者需健脾理气化浊，若腹胀较重，可加厚朴、砂仁、草果，食少胀满可加焦三仙、鸡内金、谷芽。若胃痛为主症，乃气滞血瘀为患，卢老常以木香、元胡、香附、乌药治疗。此外卢老认为该患者呕吐酸水，并使用制酸药有效，此类患者胃酸较正常人高出数倍，西药的制酸药因不良反应不宜长期使用，若其高泌酸状态不能完全纠正，对于患者的预后有很大的影响，这就有赖于无不良反应的中医药来中和或抑制胃酸。卢老常在辨证的基础上选用护膜制酸药，如选用海螵蛸、瓦楞子、煅龙骨、浙贝母、珍珠粉等。若胃脘痛日久，乃瘀血入络，可加用丹参、元胡、郁金、赤芍等以扩张血管，改善胃黏膜血流，保护黏膜细胞，形成新生胃黏膜细胞，促进溃疡处的修复，或酌加白及、白芷等生肌敛疮之品以保护胃黏膜。

七、溃疡性结肠炎

许某，女，35 岁。

主诉：大便脓血黏液伴里急后重反复发作 2 年，加重 3 天。

现病史：患者 2 年前因饮食不洁，出现大便脓血、腹痛等症状，化验大便红、白细胞满视野，未培养出细菌，纤维结肠镜检查提示：溃疡性结肠炎。后反复发作，饮食生冷、感受寒邪即腹痛腹泻，伴有精神疲倦，体重减轻，腰酸怕冷。刻下症：下痢日 4 ～ 7 次，里急后重，大便不爽有黏液脓血，左下腹按之疼痛，精神疲倦，体重减轻，腰酸怕冷，小便微黄。舌质淡胖，苔黄，脉沉滑。

【西医诊断】溃疡性结肠炎。

【中医诊断】痢疾（脾肾阳虚，湿热中阻）。

【立法】健脾益肾，清热利湿，涩肠止泻。

【方药】止血汤加减，枳实 20g，青皮 10g，乌药 10g，白头翁 30g，黄连 10g，秦皮 30g，苍术 20g，白术 20g，诃子 20g，赤石脂 30g，灶心土 20g，肉桂

15g，干姜 20g。14 剂，灶心土煎汤代水煎服，日 1 剂，早晚分服。

【二诊】服至第 3 剂，大便中脓血黏液减少，腹痛减轻，大便次数降至每日 3 ~ 4 次。黄腻苔明显消退，大便仍不成形，体倦乏力及畏寒喜温等症状仍在。白术改为 50g，干姜改为 30g，14 剂，水煎服。

【三诊】大便转为每日 1 ~ 2 次，大便稍有溏稀，无黏液脓血，腹痛消失，体重增加，体质明显增强，复查结肠镜提示：结肠内溃疡愈合，充血、水肿消退。原方 14 剂，水煎服。

【四诊】诸症缓解，继续以此方调治 3 周痊愈。

【按语】

中医对溃疡性结肠炎的治疗历史悠久，本病与“肠澼”“痢疾”“滞下”或“泄泻”诸证相类似。溃疡性结肠炎主要累及直肠、乙状结肠，亦可向上扩展至全结肠和回肠末端，以血性黏液便、腹痛、腹泻为主要症状。外感六淫邪气，内伤七情之因，肠胃失调皆能致泻，而湿邪为发病的主要因素，可兼夹寒、热、暑等病邪。湿邪影响脾胃运化，脾恶湿喜燥，湿盛则脾不能正常运化而成泄矣。由于溃疡性结肠炎病程一般较长，久病体衰，脾胃虚弱，湿浊内生，胃肠多湿热，脾肾多虚寒，临床多为虚实互见，寒热错杂之候。

故卢老治疗上寒温并用，清湿热而温脾肾之阳，理气化湿使气机畅达。《金匮要略》云：“赤痢后重者，白头翁汤主之。”“下痢便脓血者，桃花汤主之。”卢老以两方合用，为治疗久泻久利湿热下迫大肠的基础方。白头翁苦寒清热，入于血分之中，为治痢之要药，佐以黄连、秦皮苦寒燥湿之品，枳实、青皮为疏理气机之品，则痢止而后重自除。赤石脂入脾、胃、大肠经，《本草纲目》言其“补心血，生肌肉，厚肠胃，除水湿”，用其涩肠止血、收湿生肌之能，有排脓生肌，推陈致新之效。诃子乃涩肠固脱圣药，有收涩之功，无恋邪之弊，可下气消胀，为气利之专药。灶心土辛温，入脾、胃经，对于脾虚久泻久痢的患者，可以此煎汤代水，引药入脾胃二经，增强诸药健脾温中之效，此药目前来源稀缺，若无此药以粳米煎汤亦可，为桃花汤之义。二诊邪退而脾胃仍虚，不能运化水湿，邪实与正虚之间发生消长，故加重干姜、白术之用量，与肉桂相合温补脾肾，祛下焦之寒湿。

八、反流性食管炎

段某，男，46 岁。

主诉：呃逆反复发作 3 个月，加重 1 周。

现病史：患者 3 个月前无明显诱因出现呃逆频作，时有反酸或饮食物吐出，严重影响日常生活，于当地中医诊所治疗症状减轻，近 1 周症状加重，故来求诊。刻下症：呃逆频作，伴反酸或饮食物吐出，平素怕冷，手足不温，时出冷汗，精神倦怠，头身困重，少气懒言，嗜睡多梦，食欲差，食后胃脘部胀满不舒，大便溏泄，排便不爽，一日 2~3 次。舌质淡红，舌体胖大，苔白腻，脉缓。

【西医诊断】反流性食管炎。

【中医诊断】胃痞（中阳亏虚，升降失常）。

【立法】温中健脾，降逆止哕。

【方药】补脾汤加减，党参 10g，白术 30g，生黄芪 50g，青皮 30g，焦山楂 15g，炒神曲 15g，茯苓 30g，苍术 20g，清半夏 15g，枳实 30g，泽泻 20g，干姜 10g，赭石 20g，柿蒂 25g，丁香 20g。14 剂，水煎服，日 1 剂，早晚分服。嘱患者清淡饮食，忌食油腻生冷及刺激性食物，忌吸烟饮酒。

【二诊】服药后呃逆发作次数明显减少，大便不成形，仍觉全身乏力，头身困重，食欲增强，食后仍觉胀满，苔仍白腻。原方加薏苡仁 30g，鸡内金 10g，14 剂，水煎服。

【三诊】呃逆基本消失，纳谷渐增，食后已不胀满，大便一日二行，大便成形，排便通畅，舌苔白腻已化，舌质淡，脉濡。湿邪虽化，而脾胃之气未复，故仍觉神疲乏力，纳谷不佳。原方加山药 30g，生麦芽 30g，生谷芽 20g，14 剂，水煎服。

【四诊】症状基本消失，患者体力恢复，饮食起居正常，改为服用丸药调养，嘱患者清淡饮食。

【按语】

反流性食管炎是一种胃食管反流病，由胃和十二指肠内容物，主要是酸性胃液或酸性胃液加胆汁反流至食管所引起的食管黏膜的炎症、糜烂、溃疡等病变。其主要临床表现为泛酸、烧心、反胃、吞咽痛、胸痛，部分患者会出现咽部不适如异物感、堵塞感等。《灵枢·四时气篇》云：“善呕，呕有苦……邪在胆，逆在胃，胆液泄则口苦，胃气逆则呕苦，故曰呕胆。”可将本病归属为中医“吐酸”“反胃”“噎嗝”“呕吐”“胃痞”等病证范畴，本病病程一般较长，病情多较缠绵难愈。卢老认为本病其源在脾，脾胃阳气不足，则气机升降失调，影响肝气的条达，肝气郁结，则横逆犯脾胃，则脾胃更虚，二者互为因果，并在此基础上变生瘀血、食积等病理产物。胆又附于肝，与肝同主疏泄，若肝气郁结、疏泄失常则可影响胆汁的分泌与排泄，从而可出现胆汁上逆或消化不良之象。仲景立建中之法以理虚温阳，东垣制补中之剂以升脾胃之气，均为温养胃气而设，卢老主张以健脾化湿为主，通补兼施，补而不滞，使脾胃之气可以周流全身，以降逆和胃，并兼以疏肝利胆、制酸止痛之法。

故以党参、白术、黄芪大补脾胃之气，卢老补气常常佐以青皮，使补而不滞，气机得以流转；茯苓、苍术、泽泻健脾利湿，利水泄浊，使湿邪下流；半夏辛温，散中焦之结气，与下气行滞的枳实合用以除腹胀痞满；神曲、山楂消食健胃，化有形之食积，使湿邪无所依附；并以干姜温暖中焦，扶阳抑阴，取理中汤之意，守而不走；呃逆不止，加赭石重镇降逆，平抑肝气，并可保护胃黏膜；丁香、柿蒂以芳香开胃降逆，温而不燥。二诊患者仍觉食后胀满，故以薏苡仁、鸡内金健脾消食，并可益气清热除湿。三诊加山药及谷芽麦芽，因脾升则健，脾气升发，谷气上升，清阳四布，故以芽类生发之能，助脾之健运，补而不滞，以壮气血化生之机，并可以顺肝生发之性，诸药皆为日常饮食之物，甘平之品能培土抑木，正合本病之病机。

九、功能性消化不良

姜某，女，33岁。

主诉：腹部胀满时轻时重2月余。

现病史：患者2月前因暴饮暴食出现腹部胀满，反复发作，未予重视，现为求系统治疗，遂来就诊。刻下症：患者自觉腹部胀满不舒，时轻时重，得矢气则舒，餐后加重，时有嗳气，不欲饮食，无胃痛、反酸、烧心及恶心呕吐，腹部怕冷，喜温喜按，性情急躁，经常有口腔溃疡，二便正常。X线钡餐检查、胃镜检查无明显器质性病变。舌质淡，苔薄白，脉弦细。

【西医诊断】功能性消化不良。

【中医诊断】腹胀（脾失健运，肝气郁结）。

【立法】健脾益胃，疏肝解郁。

【方药】理气汤加减，陈皮20g，柴胡20g，薄荷15g，枳壳30g，青皮30g，甘草10g，茯苓25g，乌药20g，厚朴30g，木香15g，龙胆10g，焦栀子

15g。14 剂，水煎服，日 1 剂，早晚分服。

【二诊】服上方后矢气频转，腹胀明显减轻，嗳气减少，自觉手足心热，大便不成形，日 1 次，舌质淡，苔白，脉弦。原方加胡黄连 5g，14 剂，水煎服。

【三诊】腹部胀满明显好转，食欲渐增，食后已不胀满，大便成形，日 1 次，后继续调整 2 周痊愈。

【按语】

中医无功能性消化不良之名，但根据其临床表现，本病属于中医“痞证”“胃脘痛”“腹胀”“食积”等范畴。其病因主要为饮食不节、情志不和或感受外邪导致脾胃虚弱，升降失常。其病在胃，与肝、脾、肺关系密切。功能性消化不良反复发作，临床上可以看到久病患者常伴有不同程度的精神神经症状，如焦虑、忧郁、睡眠质量不好等，是本病重要的复发因素。叶天士在《临证指南医案》中言：“脾宜升则健，胃宜降则和。”脾主运化，胃主受纳，脾以升为健，胃以降为和，升降有序，则气机调和，其中胃气的通降是脾胃升降有序的重要环节。若因外邪客胃，饮食失节，脾不运化或七情所伤，均可导致胃气壅滞不降之证。胃气不降则气滞，气滞于中则胃脘胀痛或腹满，胃纳失常；气逆于上则嗳气不舒，腑气不降则大便不调。脾胃是全身气机升降的枢纽，其功能正常与否不仅与自身功能状态密切相关，从现代消化道病理生理研究的角度而言，症状产生的主要机制在于胃肠道的功能性障碍。理气药和相关方剂对于胃肠动力功能障碍有明显的改善作用，部分药物如枳壳、厚朴等可以促进胃肠道蠕动功能。

柴胡剂本就治疗痞满之证，按汉方医家所言，柴胡证患者腹诊多有腹部拒按、腹直肌紧张的表现，柴胡在《神农本草经》中更有“去胃肠结气，推陈致新”之效，并有疏肝解郁之功，佐以陈皮、青皮理气和中，芳香醒脾，推动中焦气机的运行；乌药、木香散寒行气，可温肾散寒疏通气机，并有止痛之效。《素问·至真要大论》说：“太阴不收，肺气焦满，诸气郁，皆属于肺。”说明肺主治节的作用，是调节升降的重要环节。所以卢老在治疗本病时常加入宣肺之品，以助脾气升发，降胃气之逆，薄荷不光有宣肺之效，还有疏肝之功，且芳香入脾，能消宿食积滞，与厚朴合用，导滞消胀，疏通气机。《素问·调经论》亦曰：“志有余则腹胀飧泄。”脾在志为思，长期精神紧张、思虑忧郁均可伤脾，致脾虚运化不利，升降失常而致本病。

十、小儿消化不良

朱某，男，8 岁。

主诉：不思饮食半年。

现病史：患者半年前出现食欲不振，平素喜油腻饮食，饭后常觉腹胀，易患感冒。刻下症：患者不思饮食，形体消瘦，小便黄，大便干结，睡眠不佳，夜间磨牙。舌红，苔淡黄，脉细数。

【西医诊断】小儿消化不良。

【中医诊断】厌食（脾虚积滞）。

【立法】健脾和胃消积。

【方药】健脾消积方加减，酒大黄 10g，枳实 10g，厚朴 10g，神曲 20g，鸡内金 20g，焦山楂 15g，生白术 20g，党参 15g，砂仁 10g，莱菔子 15g，生山药 20g，黄精 20g。7 剂，水煎服，日 1 剂，早晚分服。

【二诊】服上方后患者食欲增强，食后腹胀减轻，睡眠情况好转，大便通畅，日 1~2 行，舌尖红，苔薄白，脉细。原方去大黄，加生地 10g，淡竹叶 5g，7 剂，水煎服。

【三诊】饮食正常，体重增加，饭后无腹胀，大便成形，日 1 次，舌苔薄白，脉细。原方去厚朴，7 剂，痊愈。

【按语】

饮食失宜是脾胃病发病的最主要因素，主要包括饮食不节、饮食不洁、饮食偏嗜。《素问·痹论》曰："饮食自倍，肠胃乃伤。"饮食过量，暴饮暴食，食积于胃肠而壅滞不通，或饮食过少，气血生化无源，均可导致脾胃运化精微减少，可出现面黄肌瘦、神疲乏力、食后腹胀等症状。长期饥饱失宜，或饮食不定时，不仅损伤肠胃，进而伤及脾，致脾气亏虚，即李东垣所谓"胃伤脾亦伤"。饮食五味偏嗜，过食酸、苦、甘、辛、咸及肥甘厚味之品，导致机体阴阳失衡，可引起全身脏腑的病变。如《素问·生气通天论》云："味过于酸，肝气以津，脾气乃绝。"过食酸味，则导致肝气过亢，肝木乘脾土，而使脾气衰竭。过食辛辣，常可使胃肠积热化火。偏嗜肥甘厚味，内生湿热，可壅滞脾胃肝胆气机，使运化、疏泄失健，导致胃脘疼痛、恶心呕吐、胁肋疼痛等疾病；过食生冷寒凉，损伤脾胃阳气，化生寒湿；嗜食热食，进食过热、过快，日久灼伤食管与胃，可导致饮食吞咽不利。

卢老认为治疗小儿食积、消化不良，应当以恢复脾胃正常的运化功能，清其热化其湿，祛除实邪阻滞，积滞之证，以消为主。大黄泻热通腑，荡积导滞，有推陈致新、去陈垢安脏腑的功效，配合枳实、厚朴为小承气汤，有除胀满，梳理胃肠气机之效，下无形之气；神曲、鸡内金、焦山楂可健脾消食，消有形之积；菖蒲芳香化湿，醒脾开胃；党参、白术、砂仁健脾益气，补而不滞，增强运化之力；莱菔子顺气开郁，为化气之佳品，消痰食，除胀满，并可通利二便；山药、黄精补益肺脾肾三脏，治诸虚百劳，能充润肌肉，荣养骨髓。二诊患者睡眠不佳，心经火旺，故加凉血清心之品。三诊患者腹胀已消，故去行气除满之厚朴。历代儿科医家无不注重调理脾胃。儿科鼻祖钱乙概括了“脾主困”的脾病证候特点，万全强调小儿“脾常不足”。《幼科发挥·原病论》云：“胃者主纳受，脾者主运化。脾胃壮实，四肢安宁；脾胃虚弱，百病蜂起。故调理脾胃者，医中之王道也。”不少家长盲目追求高营养食品，甚至给孩子滥服补药，大大超过脾胃耐受能力，使一些患儿脾胃损伤，有形积滞。使用消积药物的同时，还需顾及脾气，壮者开胃便能运脾，虚者当健脾开胃兼施。

十一、尿失禁

梁某，女，68 岁。

主诉：咳嗽遗尿 1 月余，尿失禁加重 1 周。

现病史：患者既往慢性咳嗽 1 年余，2 个月前因感受风寒出现咳喘加重、难以平卧，于当地医院住院治疗后仍有咳嗽遗尿症状，1 周前尿频症状加重，小便难以控制，剧烈咳嗽后时有尿失禁，一日遗尿 4~6 次，需应用成人尿不湿。刻下症：喘咳短气，呼多吸少，痰少清稀，手足不温，纳食不佳，倦怠无力，腰膝酸软疼痛，小便清长，大便尚可，舌质淡、苔薄白，脉细弱。

【西医诊断】尿失禁。

【中医诊断】遗溺。

【辨证】肺气亏虚，肾不纳气。

【治法】补肺止咳，温肾止遗。

【处方】人参 30g、杏仁 10g、茯苓 20g、乌药 20g、益智仁 20g、山药 20g、菟丝子 30g、覆盆子 30g、桑螵蛸 15g、女贞子 15g、蛤蚧粉 1g（装胶囊）。14 剂，水煎服，蛤蚧粉每次 1g，早晚分服。

【二诊】患者咳嗽次数减少，咳嗽后遗尿减少为一天 1~2 次，手足稍温腰部仍觉酸痛。原方加巴戟天20g。14剂，水煎服，早晚分服。

【三诊】患者已无尿失禁症状，腰部酸痛感消失，呼吸通畅，精神大振，纳食增加。去桑螵蛸，仍开14剂，后续改为水丸巩固疗效，半年后复诊症状无复发。

【按语】

尿失禁，指排尿时不受意志控制，尿液不自主地流出。传统中医称本病为“遗溺”，《素问·宣明五气篇》曰：“膀胱不利为癃，不约为遗溺”。本案患者年老体虚，诸脏器功能下降，患者既往有慢性支气管炎病史，迁移不愈，肺气渐虚，肺主行水，为水之上源，调节全身水液的输布和排泄，今肺气不足，则通调水道失职；“肺为气之主，肾为气之根”，肺气久虚，久病及肾，肾不纳气，固摄失权，致使膀胱开阖无度，则小便排泄失常，《素问·咳论》曰：“肾咳不已，则膀胱受之，膀胱咳状，咳而遗溺”。治宜补肺止咳，温肾止遗。方中人参补肺脾之气，一方面治疗患者肺虚久咳之症，另一方面配伍茯苓健脾，治疗倦怠乏力，食少便溏症状，同时，人参入肾经，可益肾气、补肾阳，搭配蛤蚧治疗患者肾不纳气所致喘嗽、遗尿；蛤蚧性平味咸，归肺、肾经，功效补肺益肾，纳气定喘，助阳益精，卢老指出蛤蚧乃血肉有情之品，其功全在于尾，其尾善动有力、刚强不乏，故可入肺定喘、入肾纳气，有定海神针之力；茯苓健脾祛湿，培土生金，治疗遗尿；山药上补肺气，治疗久咳，中补脾气，治疗便溏，下补肾气，兼有收涩之性，治疗遗尿；菟丝子、覆盆子、桑螵蛸三药皆可益肾固精缩尿，治疗患者肾虚遗尿；乌药、益智仁，取缩泉丸之意，温肾祛寒，缩泉止遗，其中益智仁辛温入肾，温肾固精，缩尿止遗，乌药调气散寒，能除肾间寒气以助膀胱气化，治疗患者手足不温，腰膝酸软肾阳亏虚之症；加入女贞子取阴中求阳，寓阳于阴之意。二诊人参、菟丝子、覆盆子用量减半，患者一诊服药后症状已好转大半，此三药价格昂贵，故减少用量，加入巴戟天温肾壮阳，配伍乌药、益智仁治疗患者腰部酸痛。

十二、阳痿

赵某，男，37岁。

主诉：阴茎勃起困难半年余。

现病史：患者常年外出应酬喝酒，多食肥甘厚腻。半年前行房事时开始出现阴茎萎软，举而不坚，渐至阳事不举，自服补肾壮阳之品无效。刻下症：患者面色白，精神萎靡，心中烦闷，口苦口黏腻，腰膝酸软，纳差，阴囊潮湿骚臭，尿黄浑浊，尿后余沥不尽，大便一日 1 行，大便黏、臭秽，舌质淡，苔黄腻，左脉弦，右脉濡缓无力。

【西医诊断】阳痿。

【中医诊断】阳痿（湿热蕴结，肾阳亏虚）。

【治法】清热利湿，暖肾壮阳。

【处方】龙胆草 10g，生栀子 20g，黄芩 10g，当归 10g，生地黄 20g，车前子 15g(包煎)，泽泻 30g，柴胡 10g，生甘草 10g。14 剂，水煎服，每日 1 剂，早晚分服。嘱患者禁酒，忌食辛辣油腻食物。

【二诊】患者心中烦闷，口苦口黏腻症状减轻，阴茎能勃起，但无力，患者自述平时出汗较多，睡眠易醒、多梦。原方加生龙骨 30g，生牡蛎 30g，14 剂，水煎服，每日 1 剂，早晚分服。

【三诊】患者精神状态明显好转，自觉有晨勃感，阴囊潮湿、异味大减，纳谷渐佳，睡眠好转，小便清，大便成形、味不大。去黄芩，生栀子减为 10g，泽泻减为 15g，加淫羊藿 20g，巴戟天 20g，肉桂 5g。14 剂，水煎服，每日 1 剂，早晚分服。

【四诊】患者自诉晨勃有力，次数明显增加，性欲有所增强，行房事后无腰膝酸软症状，效不更方，续服 14 剂，房事功能恢复如初，诸证好转。

【按语】

阳痿一病，在《灵枢·邪气脏腑病形篇》称之为“阴痿”，《素问·痿论》中又称“宗筋弛纵”，《素问·生气通天论》曰：“湿热不攘，大筋软短，小筋弛长，软短为拘，弛长为痿”。患者平素饮酒多，过食肥厚，湿热相结，黏滞难除，郁于肝胆，肝主筋，肝经循行过腹环阴器，湿热下注宗筋，导致宗筋弛长而阳痿；湿热实火为阳邪，易灼伤肝脏阴血，肝主藏血，肾主藏精，肝肾精血同源互化，肝血亏虚，继而耗伤肾精。同时，湿热蕴结中焦，水谷精微不得运化，谷气不充，肾气不实。治疗宜先攻后补，以免“关门留寇”。一诊选用龙胆泻肝汤加减治疗，方中龙胆草气味厚重而沉下，佐以黄芩上清少阳，栀子下泻三焦，三药合用清泻三焦而重于下焦；车前子清热利湿通淋，泽泻《本草衍义》谓之：“其供尤长于行水”，二药共导湿热之泻从小便而解，泽泻为淡渗之品，甘寒养阴，陈修园认为：“泽泻生于水中而上升，能启水阴之气上滋中地”，重用泽泻 30g，入肾引水精上滋而下浊水，配伍萆薢分清导浊；生地黄、当归可滋养阴血柔肝，可防苦寒燥湿之药伤及肝血阴精；湿热内郁，肝胆之气不舒，大量苦寒降泄之品恐伤肝胆气机，故用柴胡以条达肝气，且为引经药之使；生甘草调和诸药，防止苦泄伤正，方中诸药合用，泄中寓补，寓升于降，湿热得去。二诊患者自述出汗多，睡眠质量差，加入生龙骨、生牡蛎镇心安神，收敛止汗。三诊湿热之邪已去十之七八，稍减苦寒之药防止久用劫伤阴津，佐以补阳药温补肾阳，淫羊藿温肾壮阳，治疗患者尿余沥不尽，腰膝酸软，补肾阳而起沉疴，药理学研究表明淫羊藿可提高睾酮水平；巴戟天其性甘润不燥，《神农本草经》记载其："主大风邪气，阳痿不起，强筋骨"，具有保护精子的膜结构作用，并改善精子运动功能；肉桂引火归元，治疗双足怕冷症状。

十三、亚急性甲状腺炎

刘某，女，51 岁。

主诉：颈部肿胀疼痛 1 周。

现病史：患者 1 周前突发感冒，初起发热，咽喉疼痛，渐觉颈部肿胀疼痛，在某医院诊断为亚急性甲状腺炎，予以抗炎药物及糖皮质激素治疗，患者因害怕激素副作用，故来门诊寻求中医治疗。刻下症：患者呈焦虑面容，颈部疼痛，吞咽不适，有异物感，低热，体温波动 37.5 ~ 38.0℃，心烦，呼吸不畅，胸闷不舒，口干口苦，纳食可，眠差，小便黄，大便溏，舌质红苔薄黄，脉弦数。查体：甲状腺肿 I 度，质中，压痛（+）。

【西医诊断】亚急性甲状腺炎。

【中医诊断】瘿瘤（风热毒蕴证）。

【立法】清热解毒、软坚散结。

【处方】牛蒡子 15g，连翘 15g，夏枯草 30g，浙贝母 15g，清半夏 10g，青皮 15g，陈皮 15g，当归 10g，川芎 15g，生甘草 5g，黄药子 10g，白芥子 10g，柴胡 10g，黄芩 10g，僵蚕 10g。14 剂，水煎服，每日 1 剂，早晚分服。

【二诊】患者自觉颈部肿块明显缩小，遇事仍觉心情烦躁，睡眠不佳，加灯心草 5g，莲子心 5g，竹茹 5g。7 剂，水煎服，每日 1 剂，早晚分服。

【三诊】患者颈部肿块消失，按之无压痛，精神状态良好，睡眠大为改善，去黄药子，再服用 7 剂痊愈。

【按语】

亚急性甲状腺炎是一种非化脓性甲状腺炎症性疾病，其特征性的表现为甲状腺部位的疼痛和压痛，常向颌下、耳后或颈部等处放射，咀嚼和吞咽时疼痛加重。传统中医将其归于“瘿痛”“瘿瘤”“瘿肿”等范畴，《外科正宗·瘿瘤论》曰：“夫人生瘿瘤之证，非阴阳正气结肿，乃五脏瘀血、浊气、痰滞而成”。卢老认为此病病因当分内外，外感风热毒邪，邪伤正气，热毒伤津，致气血津液运行输布失常，气、痰、瘀三者互结形成颈前肿块；内为情志失调，此病多发生于中青年女性，女性发病率是男性的 4 倍以上，叶天士《临证指南医案》指出女子以肝为先天，肝主疏泄，调畅全身气机，情志内伤致肝气郁结，郁而化热，炼液成痰，交阻于颈，发为瘿瘤；此病病位位于颈前处，所处位置正为厥阴肝经与少阳胆经的循行之处，肝胆郁结、气机不利易挟痰浊循经上行，且肝以血为本，以气为用，气为血之帅，气机不利则会血行不畅致瘀的形成，瘀可与痰凝共同妨碍正常血液运行，致使痰瘀互结，形成颈部肿块。治疗以清热解毒，软坚散结为原则，方中牛蒡子辛苦性寒，于升浮中又有清降之性，能外散风热，内解毒热；连翘、夏枯草同用共奏清肝散结、化痰消肿之效，与牛蒡子相伍可增强清热解毒功效，使热毒尽早散去；青皮、陈皮苦温而疏肝理气，除患者胸闷不舒之症；半夏、白芥子化痰散结，治疗颈部肿块，僵蚕之虫药为血肉有情之品，善行走攻窜，通达经络，能解毒散结，顽痰瘀血也可尽除；当归、川芎养血活血，瘀血得去，新血得生；独活配伍川芎引药力上行，为治疗甲状腺引经药；柴胡升肝经以调达木气；黄芩降胆经以清相火逆气，二者升降相因，气机得通，患者烦闷得除；甘草调和诸药，缓和黄药子毒性。二诊患者仍睡眠质量不佳，加入灯心草、莲子心、竹茹清心安神，改善患者睡眠。三诊去黄药子，此药性苦寒有毒，久服对肝脏损害较大，中病即止，故去之。

十四、甲状腺功能减退

李某，男，65 岁。

主诉：全身浮肿 1 年余。

现病史：1 年前无明显诱因出现全身浮肿，服用优甲乐后有所缓解，1 月前再次出现全身浮肿，症状加重，遂来就诊。刻下症：患者全身浮肿，头面明显，畏寒，乏力，纳食欠佳，舌红苔白腻，脉沉细。

辅助检查：FT3: 0.68 pmol /L、FT4: 0.54 pmol /L、TSH: 25.4 μIU/L。

【西医诊断】甲状腺功能减退症。

【中医诊断】瘿病（脾肾阳虚证）。

【立法】温补肾阳，益气健脾。

【处方】黄芪 30g，白术 20g，茯苓 30g，仙茅 10g，淫羊藿 10g，泽泻 30g，附子 10g，肉桂 5g，车前子 20g。14 剂，水煎服，每日 1 剂，早晚分服。嘱咐患者低碘饮食。

【二诊】患者服药后，全身浮肿、怕冷情况明显改善，自述乏力情况缓解不明显，原方加仙鹤草 30g，继续服用 14 剂，医嘱同前。

【三诊】患者服药后，乏力情况减轻，舌质淡红，苔薄，脉渐有力，诸症较之前减轻，二诊处方去泽泻、车前子、附子，加白芥子 20g，橘核 30g，鹿角霜 10g，继续服用汤剂 2 月痊愈。

【按语】

甲状腺功能减退症是由于各种原因导致的低甲状腺激素血症或甲状腺激素抵抗而引起的全身性低代谢综合征，其临床症状主要表现为特征性黏液性水肿、气短乏力、怕冷、嗜睡、食欲减退等症状。根据其病因分为原发性甲减、继发性甲减及周围性甲减三类。甲减在中医学中并没有明确的病名记载，但是根据其临床表现，可以将其归属为中医“瘿病”“水肿”“虚劳”的范畴。卢老认为本病病位主要在脾肾，阳虚为本病的主要病机，脾胃为后天之本，气血生化之源，全身肌肉和四肢依赖于脾胃运化的水谷精微，脾失健运，则食欲缺乏，乏力；脾运化水液功能失常，则水肿。中医认为肾为命门，正如《景岳全书》云：“命门为元气之根，为水火之宅。五脏之阴气，非此不能滋。五脏之阳气，非此不能发。”其含义就是肾阳对于机体各脏腑组织起着推动、温煦的作用。肾阳虚衰则人体激发、温煦、气化作用下降，而导致嗜睡、畏寒肢冷、水肿等症状；肾主水，若肾气化不利，肾的蒸腾气化失常，则会引起水液代谢而出现水肿。本案患者年老体衰，饮食不节，脾气受损，运化失司，水液停聚不行，进一步发展为脾肾阳虚，水液泛滥肌肤而形成水肿。畏寒、乏力、食欲不佳也均为脾肾阳虚的表现。根据其病因病机，卢老在治疗上选取了温补肾阳、益气健脾的治法。方中黄芪具有补气升阳、利水消肿的功效；白术健脾燥湿，茯苓健脾利水渗湿，两药合用可达到健脾祛湿利水的功效；仙茅具有温补肾阳，散寒祛湿的功效，《本草纲目》云：“仙茅性热，补三焦命门之药也”，淫羊藿也具有温补肾阳，散寒祛湿的功效，附子散寒祛湿、回阳救逆，肉桂温补肾阳，四药合用，具有温补脾肾、助阳化气的作用。泽泻具有利水渗湿的功效，主要应用于小便不利、水肿、痰饮等，正如《本草纲目》言：“渗湿热，行痰饮，止呕吐”；车前子具有利水通淋的功效，性甘滑利，为治疗水肿所经常用到的药物。《景岳全书》中指出“气不足便是寒”，所以在用补阳药中也配伍了补气药，往往可以得到良好的临床疗效。

十五、糖尿病末梢神经炎

张某，男，60岁。

主诉：双脚麻木疼痛1月余。

现病史：5年前确诊2型糖尿病，服用二甲双胍控制血糖，1月前出现双脚麻木，自行服用复方丹参片治疗，疗效不佳，遂来就诊。现双脚麻木疼痛，入夜尤甚，不易入睡，脚部发凉，舌质暗红，苔薄白，脉细涩。

查体：四肢肌力及肌张力正常，浅感觉降低。

【西医诊断】糖尿病合并神经病变（末梢神经炎）。

【中医诊断】血痹（气虚血瘀）。

【立法】益气活血，通络止痛。

【处方】黄芪100g、桂枝15g、赤芍25g、附子10g、鸡血藤30g、牛膝20g、没药10g、毛冬青50g、乌梢蛇15g、海风藤30g。14剂，水煎服，日1剂。

【二诊】患者服药后，双脚麻木疼痛症状减轻，但血糖控制不佳，上方加葛根30g，黄精30g，山药30g，继续服用14剂。

【三诊】患者服药后麻木疼痛、脚部发凉症状均明显好转，血糖控制良好。处置：上方去没药，再服用14剂，继续调治1月痊愈。

【按语】

糖尿病是临床上的常见病证，随着社会经济的发展及人们饮食习惯的改变，近年来糖尿病的发病率逐步上升，现在已经成为我国中老年患者的三大高发性疾病之一。糖尿病会引起很多种并发症，其中末梢神经炎最具有代表性，临床表现以麻木、手脚疼痛为主，严重时将造成脏器损害，现代医学认为本病是由于糖尿病长期高血黏度和非酶糖基化等导致的小动脉硬化，狭窄甚至不通所导致。现代医学多采用控制血糖，降低血黏度，疏通血管，营养末梢神经等药物治疗，虽取得一定疗效，但仍有部分人群疗效不佳。中医治疗本病的疗效确切，越来越受到人们的关注。糖尿病末梢神经炎属于中医“痹证”“痿证”“阴疽”的范畴。卢老认为本病由于消渴病日久失治，气阴耗伤，四肢失养而导致皮肤麻木不仁，脉络痹阻则导致肢体疼痛，由此可见气虚血瘀为本病最常见的病理基础，且随着本病的发展最终导致阴阳两虚。此患者双脚麻木疼痛由于气虚后无力推动血行，导致瘀血羁留，经络不通，双手失养则麻木。日久失治，则阴损及阳，而出现脚部怕冷的情况。舌质紫暗，脉细涩亦属于气虚血瘀之象。卢老根据其病因病机确定了益气活血、通络止痛的治法。方中黄芪具有益气健脾的功效，气盛则血行，血行则脉络通。现代药理研究显示，黄芪有效成分以黄芪多糖、葡萄糖醛为主，具有调节血脂、抑制血小板聚集、降低血黏度、调节血糖等多种作用。桂枝具有温经散寒的功效，现代药理研究桂枝有效成分桂皮醛可以通过扩张血管、抑制血小板聚集改善微循环。赤芍和没药均具有活血止痛的功效。鸡血藤苦辛甘温，既能活血，又能补血，且有舒筋通络的功效，本品多用于治疗关节酸疼、手足麻木等证。牛膝具有活血祛瘀，引药下行之效。附子具有补火助阳，散寒止痛的功效，《本草汇言》云：“附子，回阳气，散阴寒。”毛冬青活血通脉，善通下肢血瘀，乌梢蛇、海风藤通经络，营养神经。诸药合用，气血得充，瘀血得除，脉络通畅，筋脉肌肉得以濡养，则麻木的症状也会缓解。

十六、溢乳症

王某某，女，30岁。

主诉：双乳溢乳时轻时重1年余。

现病史：患者1年前稍挤压乳房即流乳，乳房胀满感，胸中气塞不畅，于当地医院检查出泌乳素高，具体服用药物不详，服药后恶心、呕吐伴咳血，头痛，遂来就诊。刻下症：双乳稍挤压则乳汁自出，量多质稠，黄白相间，乳房胀痛，平素精神抑郁，胸闷嗳气，烦躁易怒，头晕头胀、口苦，血压高，规律口服避孕药，月经半年1次，食欲一般，睡眠尚可，大便稍干，小便正常。舌质红，苔薄黄，脉弦。

【西医诊断】溢乳症。

【中医诊断】乳汁自出（肝经郁热，热迫津液）。

【立法】疏肝解郁，清热回乳。

【方药】柴胡30g、郁金30g、三七10g、莪术20g、川芎50g、木香20g、香附30g、黄连15g、石菖蒲20g、远志15g。14剂水煎服，早晚饭后温服，忌食生冷、油腻食物。

【二诊】患者乳汁流出减轻，色转白，诸症好转，情绪尚可，原方柴胡减至20g，黄连减至10g，继服14剂。1周后电话告知复查泌乳素已正常，疾病痊愈。

【按语】

产后乳汁，不经小儿吸吮，自然流出，名叫乳汁自出，此证多见于产后哺乳期妇女，流出的乳汁一般为乳白色或黄白色，若见于初孕未产乳汁自出者，称为乳泣，亦可见于育龄妇女持续的非生理期乳头溢乳，包括未孕妇女、绝经妇女甚至男性的任何溢乳或经产妇停止哺乳 1 年以上仍溢乳。本案患者平素忧郁恼怒太过，肝失条达，肝气郁结，故可出现头痛，乳房胀痛；肝郁化热，热迫津液，则乳汁自出而量多质稠；津被热灼，则便秘；舌质红，苔薄黄，脉弦均为肝经郁热之象，正如《胎产心法》云“肝经怒火上冲，乳胀而溢”。故选用卢老自拟方止乳汤治疗，方中柴胡入肝经，疏肝解郁，使肝气条达，《本草正义》曰：“用其凉散，平肝之热”；郁金行气解郁，清心凉血，《本草备要》记载：“行气，解郁；泻血，破瘀。凉心热，散肝郁。治妇人经脉逆行”；三七、莪术同入肝、胃经，活血化瘀止痛，《本草纲目》记载三七：“止血，散血，定痛……经水不止，产后恶血不下”，《药性论》认为莪术“治女子血气心痛，破痃癖冷气”，三七、莪术虽为化瘀止血药，亦可用于止乳，取象比类；川芎归肝、胆、心包经，活血行气，祛风止痛，治肝郁气滞，本品性善行窜，《本草汇言》称其能“下调经水，中开郁结”，善通达气血，“辛以散之，故气郁者宜之”；木香行气调中，《本草纲目》曰：“木香乃三焦气分之药，能升降诸气”，调理全身气机，使肝经气机得以疏泄；香附疏肝理气，为妇科常用之品，主治肝气郁结所致的乳房胀痛，“乃气病之总司，女科之主帅也”；黄连清热燥湿，泻火解毒，善去中焦湿热；石菖蒲醒神益智，化湿和胃，《重庆堂随笔》记载：“石菖蒲舒心气，畅心神，怡心情，益心志”；远志宁心安神，消散痈肿，可用于痈疽疖毒、乳房胀痛。诸药合用，共奏疏肝解郁、清热回乳之效，热去结散，正气得复，气血调和，则乳汁自安。

卢老处方用药，常不拘一格，认为医生医术的高下，不仅要辨证准确，同时必须掌握高效的治疗方法，形成了“药味少而精，药量大而惊”的处方特点，在应用经方、古方时，往往师其意而不拘其方，或用其方而制大其剂。卢老认为药物达不到一定剂量，就不能发挥应有的效用，故临证时常常打破传统用药剂量的模式，对古人“木香不过三”等理论加以创新，曾将木香用至 5 钱甚至更多。止乳汤的药物剂量超过《药典》规定的使用剂量，正是体现了卢老临证时药味用量大而惊这一特点。

十七、痛经

薛某，女，20 岁。

主诉：经期小腹疼痛半年余。

现病史：患者半年前因家中有亲人去世随即每逢月经期间感小腹疼痛，有下坠感，月经色红量少，伴有较多黑色血块，并有轻度腰痛、腰酸、小腹发凉，月经来潮前乳房胀痛明显，血块排出后疼痛缓解，平素性情急躁，饮食、睡眠尚可，二便正常。舌质暗红，舌苔薄黄，脉弦滑。

【西医诊断】原发性痛经。

【中医诊断】痛经（肝失条达，气滞血瘀）。

【立法】活血化瘀，通经止痛。

【方药】当归 30g、川芎 50g、肉桂 10g、吴茱萸 20g、细辛 5g、干姜 10g、木香 20g、延胡索 20g、赤芍 25g、牡丹皮 30g、生地 30g、徐长卿 30g。14 剂水煎服，早晚饭后温服。嘱患者保持心情舒畅，禁食辛辣、生冷、油腻之品。

【二诊】服药后患者经期腹痛症状减轻，血块减少，诸症缓解，舌质暗红，苔薄黄，脉弦细。上方川芎减至 40g，牡丹皮减至 20g，续服 14 剂。

【三诊】经期腹痛明显好转，月经量较前增多，经色暗，排出血块减少，已无乳房胀痛，余无明显不适症状。上方去肉桂、细辛、赤芍、牡丹皮，继服 14 剂。后电话随访患者，患者腹痛症状消失，疾病告愈。

【按语】

妇女正值经期或行经前后，出现周期性小腹疼痛，或痛引腰骶，甚则剧痛昏厥者，称为痛经，亦称经行腹痛。因平素多抑郁，经期或经期前后复伤于情志，肝气更为拂郁，郁则气滞，气滞则血海气机不利，经血运行不畅，发为痛经，“经前腹痛无非厥阴气滞，络脉不疏”，便是此意。若经期虽无明显情志诱因，但因肝气素郁，以致“经欲行而肝不应，则拂其气而痛生”。本病患者性情急躁，心中郁闷不舒，使肝气郁结不畅，气机疏泄失常，气滞则血瘀，血液运行不畅，阻滞于冲任、胞宫，不通则痛，故月经来潮时小腹疼痛，月经量少夹有血块；虚寒内生，胞宫失于温煦，故小腹发凉；肝经循行于胁肋、双乳，故经前出现乳房胀痛；血块排出，瘀滞减轻，气血暂通，故疼痛得热或血块排出而缓解；舌质暗红，舌苔薄黄，脉弦滑，为气滞血瘀兼有血热之象；若瘀滞之因未除，则下次月经来潮又复发作。故予以卢老自拟方痛经汤治疗，方中当归入肝、心、脾经，补血活血，调经止痛，补血而不留瘀，擅长治疗血瘀痛经，为妇科调经之要药，《主治秘诀》中指出对于血瘀所致痛经，因其辛温散瘀，可使血行通畅无阻。川芎辛香行散，温通血脉，既能活血祛瘀以调经，又能行气开郁而止痛，被称为“血中之气药”，亦是治疗气滞血瘀诸痛证的要药。肉桂、吴茱萸、细辛、干姜四者相伍，既能散寒止痛，用于寒凝血瘀所致的痛证，又能温运阳气，鼓舞气血生长。木香气芳香而辛散温通，善于调中宣滞，行气止痛，《药性论》曰：“治女人血气刺心心痛不可忍……痃癖癥块胀痛”。延胡索性温，味辛、苦，归心、肝、脾经，活血，行气，止痛，本药辛散温通，具有良好的止痛作用，古人明确指出本品能行血中之气滞，气中之血滞，故可治疗一身上下之疼痛。赤芍苦寒，入肝经血分，清热凉血，散瘀止痛，与当归、川芎、延胡索等药同用可治疗瘀血阻滞之痛经，《滇南本草》记载：“降气，行血，破瘀，散血块，止腹痛”。牡丹皮归心、肝、肾经，清热凉血，活血祛瘀，常用于治疗血滞之痛经。生地清热凉血，养阴生津，在活血的同时固护津液。徐长卿辛温，通络止痛，清热而不凉遏。全方共奏活血化瘀、通经止痛之效，配伍得当，润燥相济，阴血不伤，使肝气条达，瘀血得去，则痛经向愈。

十八、不孕

王某某，女，33岁。

主诉：未避孕3年未孕。

现病史：13岁初潮，平素月经不规律，周期提前6～7天，或错后7～15天不等，经期正常，一般5～6天，经量较少，色红，有血块，无痛经，有小腹凉感，末次月经：1月5日。刻下症：四肢乏力，腰背酸痛，平素怕风怕冷，纳可，睡眠欠佳，大便溏，小便清。形体消瘦，面色萎黄，神情焦虑。舌质暗，苔白厚，脉沉细。相关化验检查：性激素六项（M3）：FSH：4.25mIU/ml，LH：3.88 mIU/ml，E2：42 pg/ml，PRL：766.52μU/ml，P：0.31ng/ml，T：0.18ng/ml。查B超示：子宫3.7cm×4.7cm×4.5cm，子宫内膜0.7cm，回声均匀，子宫颈部宽约2.9cm，子宫附件未见明显异常。后曾在自然周期下监测排卵3个月经周期，均无有优势卵泡排出而未受孕。子宫输卵管造影示：双侧输卵管通畅。男方精液正常。

【西医诊断】原发性不孕。

【中医诊断】不孕症（精亏血少，冲任气血不足）。

【立法】补气养血，益肾填精。

【方药】人参10g、鹿茸5g、巴戟天20g、肉苁蓉20g、熟地20g、当归20g、生白术30g、茯苓20g、泽泻20g、生黄芪50g、青皮10g、砂仁10g。14剂水煎服，早晚饭后温服。

【二诊】四肢乏力、腰背酸痛减轻，经量增多，仍怕冷，纳可，睡眠有所改善，二便调，舌质淡紫，苔薄白，脉弦。上方加菟丝子10g，沙苑子10g，生黄芪减至30g，继服14剂。

【三诊】末次月经：2月10日，四肢乏力、腰背酸痛明显缓解，怕冷减轻，新增左腹部隐痛，舌质淡白，苔薄白，脉弦。上方加桃仁10g，柏子仁20g，继服30剂。

【四诊】目前停经40d，查孕三项：HCG：97340mIU/mL，P：26.2ng/mL，E2：1686pg/mL，B超提示胚胎存活，无阴道流血，无腹痛，腰酸不显，二便正常，舌淡红，苔薄白，脉细滑，续以上药保胎至孕3个月，后健康产一男婴。

【按语】

婚后未避孕、有正常性生活、夫妇同居达到或超过1年未受孕，配偶生殖功能正常，称为原发性不孕；曾生育或流产后，无避孕又1年以上未受孕者，为继发性不孕。肾主生殖，不孕与肾的关系密切，与天癸、冲任、子宫的功能失调，或脏腑气血不和等因素有关。患者婚后3年未避孕未孕，诊断为原发性不孕。气血不足则月经量少，四肢乏力，神疲肢倦；肾阳虚，阴寒内生，寒凝气滞则小腹凉，畏寒肢冷。肾虚冲任失养，血海不充，阴寒内生，胞脉阻滞，故不孕。予以卢老自拟方助孕汤治疗，方中人参大补元气，安神益智；鹿茸、紫河车为血肉有情之品，大补肾中精血，养血益气；巴戟天、肉苁蓉温肾阳，多用于宫冷不孕、月经不调等妇科疾病，《日华子本草》记载肉苁蓉："主男子绝阳不兴，女子绝阴不产"；熟地补精益髓，滋肾水，益真阴；当归补血散寒止痛，为妇科调经要药；白术、茯苓健脾安神以助阳；泽泻加强利水渗湿之效；黄芪健脾益气，补气升阳，"助气，壮筋骨，长肉，补血"；青皮辛散温通，破气消滞，使补而不滞；砂仁醒脾和胃，温养中焦。二诊时加沙苑子、菟丝子补肾固精。三诊时新增左腹部隐痛，乃气血不足，经络运行不畅之象，故加桃仁、柏子仁润通经络。全方既温养先天之肾气以生精，又培补后天之脾胃以生血，共奏补气养血、益肾填精之效。按此调治两月余，气血充盛，阳气得以化生，则阴寒自散，精充血足，患者即顺利受孕，后B超提示宫内妊娠，见胎心搏动，因肾虚不能濡养胞脉，故继续以中药调理以固根本。

十九、多囊卵巢综合征

许某，女，25 岁。

主诉：闭经半年余。

现病史：患者 13 岁初潮，月经 2~3 个月 1 行，经期 7 天，量少，色暗，有少量血块，经行伴腰酸，直至闭经，形体肥胖，纳可眠可，二便可，舌淡红，苔白腻，脉细滑无力。

实验室检查：卵泡刺激素：6.3mIU/mL；促黄体生成素：15.5mIU/mL；催乳素：25pg/mL；孕酮：0.8ng/mL；雌二醇：8.5ng/mL，睾酮：18.3ng/mL。

【西医诊断】多囊卵巢综合征。

【中医诊断】闭经，痰瘀阻滞伴肾虚。

【立法】化痰祛瘀，补肾调经。

【处方】苍术 20g、香附 10g、枳壳 10g、陈皮 15g、茯苓 30g、胆南星 15g、甘草 6g、川芎 15g、六神曲 20g、地龙 15g、卷柏 15g、川牛膝 15g、沙苑子 10g、菟丝子 10g、覆盆子 10g。予 14 剂，水煎服，日 1 剂。并嘱咐患者清淡饮食，适度运动。

【二诊】患者服药后，月经来潮，量少色暗红，有少量血块，经期 5 天，白带较前减少，偶有头晕，一诊方加泽泻 20g，予 14 剂，水煎服，日 1 剂。

【三诊】患者服药后，月经复来，但月经量少，有血块，头晕消失，白带消失，舌苔腻变薄，诸症较之前改善，处置：二诊方去泽泻，加当归 15g，又继续服用中药 3 个月，月经已恢复正常，体重减轻 10 斤。

【按语】

多囊卵巢综合征（PCOS）是育龄期妇女常见的内分泌和代谢异常疾病，在临床上以高激素血症和无排卵、卵巢多囊样改变为特点，伴有胰岛素抵抗和肥胖等代谢紊乱疾病。中医古籍中并没有这一病名，但根据其临床表现，可以归属“闭经”“不孕”等范畴。《素问·上古天真论》云：“女子七岁，肾气盛，齿更发长；二七天癸至，任脉通，太冲脉盛，月事以时下，故有子。”《傅青主女科》云：“妇人身体肥胖，痰涎甚多，不能受孕者。”卢老结合古代医家经验认为本病与肾、脾密切相关。肾主生殖，肾气的盛衰决定天癸的盈亏，影响冲任胞宫的生理功能；

脾主运化，脾失健运，水液停聚，气血失和，痰瘀阻滞胞脉、胞宫。患者由于过食肥甘之品损伤脾胃，运化失常而致痰湿内生，阻滞冲任而导致闭经，患者形体肥胖、舌苔白腻均为痰湿之象。经行期间伴有腰酸症状，证明其还有肾虚的表现。卢老根据其病机特点，故在治疗上选用苍附导痰汤加味化痰祛瘀，并配合补肾药调理冲任功能，获得了较好的临床疗效。苍附导痰汤由苍术、香附、枳壳、陈皮、茯苓、半夏、胆南星、川芎、神曲组成。其中苍术具有燥湿健脾、祛风散寒的功效；香附具有疏肝解郁，理气宽中，调经止痛的功效，为“气中之血药”；陈皮和枳壳可以理气健脾、燥湿化痰；半夏和胆南星均可以燥湿化痰、消肿散结；茯苓利水渗湿，健脾宁心；甘草也具有益气健脾的功效；川芎具有活血行气，祛风止痛的功效，为“血中之气药”；六神曲具有消食和胃的功效。全方祛除痰湿，健脾和胃以杜生痰之源，并配伍菟丝子、沙苑子、覆盆子三药，补益肾气，使冲任胞宫得以温阳，经血按时而下。痰湿阻滞冲任，日久而导致气血运行不畅加入川牛膝 10g、卷柏 10g，川牛膝和卷柏均具有活血通经的功效。无论是月经过少，还是月经过多，凡是辩证有瘀血阻滞而导致月经异常均可适用。地龙具有清热平肝、通经活络的作用，现代药理研究地龙可以激活纤溶酶，具有抑制血小板凝聚等作用。

二十、闭经

唐某某，女，35 岁。

主诉：间断性闭经 1 年余。

现病史：患者 14 岁初潮，既往月经规律，婚后 1 年，因家庭原因月经出现半年未至，西医给予激素周期治疗，后月经周期尚可，月经量少，色暗有块，有轻微痛经，伴小腹下坠感、腰酸，1 年前出现闭经。刻下症：情绪烦躁易怒，焦虑，性情不稳定，头痛头晕，巅顶、颞部偏重，嗳气，乳房及胁肋胀痛，夜间刺痛；腰部酸软无力，性欲淡漠，阴道干涩感，分泌物减少，纳可，失眠，大便干，小便调，舌暗红，苔厚，脉弦涩。妇科 B 超：子宫 4.1cm × 4.0cm × 3.7cm，内膜 0.6cm，宫颈多发宫颈纳氏腺囊肿，余未见异常。查性激素六项：FSH：10.79mIU/ml，LH：8.76mIU/ml，E2：39.35 pg/ml，PRL：781.32 μ U/ml，P：0.397ng/ml，T：0.36 ng/ml。

【西医诊断】继发性闭经。

【中医诊断】闭经，气滞血瘀型。

【立法】疏肝理气，活血通脉。

【方药】活血汤：三七 10g，莪术 20g，柴胡 20g，香附 25g，当归 20g，川芎 50g，赤芍 30g，青皮 30g，枳壳 30g，元胡 20g，炒栀子 15g，川牛膝 30g。14 剂，水煎服，早晚饭后温服。

【二诊】月经仍未行，但睡眠改善，心烦易怒好转，诸症减轻，药已见效，上方加卷柏 10g，再服 14 剂。

【三诊】月经已潮，但量不多，色淡质薄，仍以二诊方药为基础方加减调治 1 月余，以巩固疗效。3 个月后电话告知月经已正常来潮。

【按语】

闭经是指女子年逾 16 岁尚未行经，或月经周期建立后又中断 6 个月以上。前者称为原发性闭经，后者称为继发性闭经。中医称闭经为“经闭”“女子不月”“月事不来”等，该病早在《黄帝内经》中就有相关论述：“月事不来者，胞脉闭也。”肝主疏泄，可畅达全身气机，促进血液运行，使其畅达而无瘀滞，如若七情内伤，肝气郁结不达，气血瘀滞，或因经、产之时，血室正开，感受风湿寒邪，或内伤寒凉生冷，血为寒凝而瘀，或因热邪煎熬阴血成瘀。气滞则血瘀，血瘀必气滞，二者相因而致，冲任瘀阻，胞脉壅塞，经水阻隔不行，故致闭经。本病患者平素情绪抑郁，气机不畅，不能行血，冲任不通，则经闭不行；气滞不宣，则精神郁闷，烦躁易怒，胸胁胀满；瘀血内停，积于血海，冲任受阻，则少腹胀痛；结合舌脉诊为气滞血瘀型闭经。以卢老自拟方活血汤治疗，方中三七活血化瘀止痛；莪术辛散苦泻，温通行滞，破血祛瘀，多用于气滞血瘀所致的经闭，《日华子本草》记载：“治一切气，开胃消食，通月经，消瘀血”；柴胡疏肝行气解郁，升举阳气，使肝气条达；香附既能疏肝理气，又能调经止痛，用于肝郁气滞所致的月经不调、乳房胀痛；当归活血调经，养血补血，可与祛瘀药同用治疗经闭不通；川芎活血化瘀，行气止痛，为“血中之气药”；赤芍主治血瘀之证，善活血祛瘀止痛；气行则血行，故加入青皮、枳壳以行气助血；延胡索为活血行气止痛之良药；川牛膝，其性善下行，有活血通经，引血下行之效。二诊时加卷柏辛散温通，善活血调经，《神农本草经》曰：“主五脏邪气，女子阴中寒热痛……血闭。”全方补而不滞，活而不破，共奏疏肝理气，活血通脉之功。调治两月余，使肝肾阴气充足则天癸至，气血调和则经隧通。

二十一、产后身痛

吴某，女，30 岁。

主诉：产后周身疼痛不适 2 月。

现病史：患者 2 月前足月顺产 1 男婴，产后逐渐出现周身多关节疼痛不适，为求中医药治疗特来门诊求治。刻下症：患者自述双手指、肘、肩关节疼痛不适，伴晨僵，活动 10 分钟左右可缓解，不伴肿胀及皮温升高，腰背部酸痛不适，双下肢怕风怕冷明显，周身乏力，情绪易低落，常悲伤欲哭，伴胸闷、胁胀，食纳不佳，睡眠多梦、易惊醒，大便 1~2 日一行，时干时稀，小便正常。舌质暗边有齿痕，苔白，脉弦细。辅助检查：风湿系列及抗环瓜氨酸肽抗体结果均无异常。

【中医诊断】产后身痛（肝气郁结证）。

【西医诊断】关节痛。

【立法】疏肝解郁，通络止痛。

【方药】合欢花 10g，绿萼梅 10g，柴胡 10g，香附 10g，预知子 10g，蜜百合 10g，桑枝 10g，姜黄 15g，海桐皮 10g，青风藤 30g，海风藤 30g，穿山龙 30g，伸筋草 10g，狗脊 30g，桑寄生 15g，党参 10g，玉竹 10g，鸡内金 20g，茯神 30g。14 剂水煎服，早晚饭后温服。

【二诊】患者自述关节疼痛稍有改善，胸闷、胁胀缓解，但双下肢仍觉怕风怕冷，舌质暗，舌边齿痕减轻，苔薄白，脉弦细。原方加炮附子 10g，肉桂 5g，继续服用 14 剂。

【三诊】全身疼痛减轻，情绪好转，怕风怕冷、周身乏力改善，食欲转好，睡眠仍多梦、易惊醒，原方加生龙骨 30g，生牡蛎 30g，继续服用 14 剂。后继续服用汤药 2 月余，患者自觉身体各方面情况均明显改善，遂逐渐停药。

【按语】

产后身痛以产妇于产褥期内出现肢体或关节酸楚、疼痛、麻木、重着等症状为主要临床表现，常见的病因病机为产后气血虚损，正气未复，肢体经络关节失于濡养，不荣则痛，此时外邪易乘虚而入，阻滞经脉，以致气血运行不畅，气滞血瘀，不通则痛。除此之外，致产后身痛发病的另一重要病因为产后情志不畅，肝气郁结。《女科经纶》云："百病皆生于气，而于妇女尤甚"，女性处于产后的特殊生理时期，受多种因素影响易致情绪异常。女子以肝为先天，以血为本，肝主疏泄之功可调畅全身气血，情志不畅日久可致精神抑郁，常表现为情绪低落，悲伤欲哭；肝郁气结，气机阻滞不通则易致胸闷、胁胀；气为血之帅，气行则血行，气滞则影响血液运行而生瘀，不通则痛，反映于体表则表现为某局部或周身疼痛，即因郁致痛，而疼痛不解又会加重情志抑郁状态，形成恶性循环；肝气不舒横犯中焦，胃纳、脾运失常，则表现为食纳不佳，大便溏结不调；情志异常，心神难安，故睡眠多梦、易惊醒；舌质暗、舌边齿痕，苔白，脉弦细均为肝气郁结日久可见之症。治宜疏肝理气、通络止痛为法，合欢花、绿萼梅、柴胡、香附、预知子、蜜百合为卢老常用的调节情志用药，均有疏肝解郁之功效，可有效改善情绪抑郁、焦虑状态，缓解因郁所致之胸闷、胁胀；桑枝可祛风通络、利关节，引经专治上肢痹痛，姜黄辛散温通，外散风寒，内行气血，长于行肢痹而活血通经止痛，《本草纲目》云："治风痹臂痛"，与祛风湿、通经络之海桐皮同用，为卢老常来治疗肩臂疼痛的一组药对；青风藤、海风藤、穿山龙、伸筋草祛风除湿、舒筋活络，可治疗多关节疼痛，筋脉拘挛，屈伸不利；狗脊《本经》云："主腰背强机关缓急"，与桑寄生均有祛风湿、补肝肾、强筋骨之功效，二药同用可治疗腰背疼痛不适；党参、玉竹益气滋阴，阴阳互济，可疗周身乏力；茯神可宁心安神，与解郁安神之合欢花、蜜百合同用，可改善睡眠。患者二诊时疼痛稍有减轻，但仍有下肢怕风怕冷，加辛热之炮附子、肉桂可温阳散寒。三诊时患者情绪、周身疼痛、乏力、食欲等各方面均有好转，但睡眠仍多梦、易惊醒，加重镇安神之生龙骨、牡蛎。患者坚持复诊，继续服用汤药 2 月余，诸症明显改善后逐渐停药。

二十二、带状疱疹

胡某，女，56 岁。

主诉：右侧胸肋部出现水疱伴疼痛 2 天。

现病史：右侧前胸及肋下见簇集性水疱，刺痛夜间加重，沿皮肤神经分布成带状排列，伴有口干口苦，急躁易怒，睡眠差，小便可，大便秘结，舌苔黄腻，脉数。查体右侧胸肋带状针尖样水疱，触痛明显，面积约 10cm×20cm 大小。患者 2 天前无明显诱因出现右侧胸肋出现少量水疱，疼痛明显，遂来就诊。

【西医诊断】带状疱疹。

【中医诊断】蛇串疮，肝胆湿热型。

【立法】清热泻火，祛瘀通络。

【方药】栝楼 45g，青皮 30g，酒大黄 40g，龙胆 10g，栀子 10g，丹皮 15g，

泽泻 30g，乌梢蛇 10g，海风藤 30g，蒲公英 10g，紫花地丁 10g，野菊花 10g。14 剂水煎服，早晚饭后温服。嘱咐患者清淡饮食。

【二诊】患者服药后，水疱消退明显，疼痛减轻，每夜入睡仍困难，口苦减轻，加珍珠母 50g，继续服用 7 剂，医嘱同前。

【三诊】水疱已经结痂，表面皮肤已经无疼痛，睡眠、情志已经明显好转，嘱咐患者可以停药。

【按语】

带状疱疹是由于水痘–带状疱疹病毒引起的，是一种在皮肤上出现成簇水疱沿身体一侧带状分布伴有灼热刺痛为主的急性疱疹性皮肤病。可发生于任何部位，但以胸部最为多见。本病可发生于任何年龄，但以成年人较多，常常以沿神经分布区的疼痛为主症。对于本病的治疗，中医常常称为“蛇串疮”“缠腰火丹”等。《医宗金鉴·外科心法要诀》云：“缠腰火丹蛇串名，干湿红黄似珠形。肝心脾肺风湿热，缠腰已遍不能生。”《证治准绳》云：“绕腰生疮，累累如珠何如？曰：是名带疮，亦名缠腰火丹……肝火内炽，流入膀胱，缠于带脉，故如束带。”卢老结合古代医家经验，认为其基本病机为湿热、火毒、血瘀。本病多因于情志内伤，肝郁气滞，久而化火，外溢肌肤而发或脾失健运而生湿邪，湿邪蕴结而化热，湿热之邪化火成毒，而后壅滞经络，血行不畅，气滞血瘀，不通则痛为本病主要病机。此患者发病部位位于右侧胸部及肋下，此为肝经循行部位。肝经郁热，郁而化火，与湿热搏结，阻于经络，气血不通，不通则痛，脉络气血凝滞则刺痛，肝火上炎则口干口苦，舌苔黄腻，脉数均为湿热之象。卢老根据此病肝经湿热、痹阻经络的病机，故以清热泻火、祛瘀通络为治法。拟方中栝楼可以宽胸化痰，清热通腹，《重庆随堂笔》云：“栝楼实润燥开结，荡热涤痰，夫人知之，而不知其舒肝郁、润肝燥、平肝逆、缓肝急之功，有独擅也。”酒大黄可泻下攻积，清热泻火，解毒，活血祛瘀。青皮味苦、辛，辛可发散，苦能泄气，可疏肝破气，散结行滞。三药合用可以清肝泻火，导热下行，借通便作用，使热毒从大便而去。龙胆可以上清肝胆实火，下清肝胆湿热；栀子可以泻火解毒，清热燥湿；丹皮清热凉血，活血通络；泽泻可以渗湿泄热，导湿热从小便而去。龙胆、栀子、丹皮、泽泻取自龙胆泻肝汤，这四味即是龙胆泻肝汤核心药物。乌梢蛇可以祛风通络；海风藤可以祛风湿，通经络。乌梢蛇和海风藤，此为一组对药，均可以活血通络，改善神经性疼痛。蒲公英、紫花地丁、野菊花均可清热解毒。如果大便干，方可增加栝楼到 90g，加强润肠泄热之效。中药内服治疗带状疱疹疗效显著，值得临床借鉴使用。

二十三、过敏性紫癜

薛某，女，8岁。

主诉：双下肢出现红斑1天。

现病史：患者就诊前1天因暴晒、吹空调、过食生冷后出现双下肢红斑，色鲜红、压之不褪色，伴心烦，口干口渴，身热，饮食欠佳，食量少，入睡困难，睡时流口水，大便干，3～4日一行，小便黄，舌红，苔黄腻，脉滑数。既往有紫外线过敏史。辅助检查：尿常规示：红细胞88.80/μL、白细胞681.6/μL，鳞状上皮细胞212.00/μL，潜血弱阳性10Ca/μL；肾功能正常。

【西医诊断】过敏性紫癜。

【中医诊断】紫癜（血热湿热证）。

【立法】凉血消斑、清热利湿。

【方药】生地黄30 g，牡丹皮15g，赤芍15g，土大黄15g，徐长卿15g，土黄芪15g，虎杖15g，黄芩10g，连翘20g，玄参20g，生甘草10g，桔梗20g，知母15g，水牛角20g，生石膏30g。14剂，水煎服，每日1剂，早晚分服。

【二诊】紫斑面积缩小，数量减少，部分颜色由鲜红转为淡红色，口干口渴症状均有缓解，尚感食欲欠佳，大便仍干燥，小便正常，舌红，苔黄腻，脉数。加酒大黄10g、白豆蔻10g，继服14剂，煎服法同前。

【三诊】紫斑症状基本消失，几乎无新发斑点。在此基础上注重顾护脾胃，扶助正气，加白术50g，茯苓50g，仙鹤草50g，继服30剂，复查尿常规已正常。

【按语】

紫癜者，是血液流溢皮下而形成的紫色斑点。过敏性紫癜是指血管壁渗透性或脆性增高所致的皮肤及黏膜下的毛细血管出血，是一种毛细血管及细小动脉的过敏性炎症。其发病部位以四肢伸侧为主，尤多见于小腿部，严重者可泛发到臀部和躯干。基本损害为针尖到黄豆大小的鲜红色瘀点或瘀斑，压之不褪色，稍有瘙痒，反复发作1~2个月才能全部消退，但常复发。中医学将本病归为“血证”范畴，古籍也曾记载“葡萄疫、斑疹、紫癜风、肌衄”等。“葡萄疫”之名源于明·陈实功《外科正宗·卷四杂疮毒门》：“葡萄疫，其患多生小儿……结成大小青紫斑点，色若葡萄……”文中记载葡萄疫多见于儿童及青少年，与现代流行病学观点相一致。卢芳教授认为，过敏性紫癜的基本病机是素体阳盛，易从阳化火，火热邪毒入血，灼伤血络，血随火动，迫血妄行，发为紫斑。针对本病，卢芳教授一般遵循急则治其标，缓则标本兼治的原则，在发病初期多从血热迫血妄行，兼有湿热论治，法当凉血消斑、清热利湿；疾病中期，正虚邪恋，当虚实并重，在此基础上兼顾补虚要药，帮助患者顾护正气，扶正祛邪；后期邪去正虚，根据精血同源的原理应当注意补益脾肾，固摄气血，此法也体现了“止血、消瘀、宁血、补虚”的治血原则。

本病案患者双下肢对称性出血点，压之不褪色，色鲜红，发病前有暴晒、吹空调、进食大量生冷食品等外感史，此例为典型过敏性紫癜。患者口渴身热，全身相继出现出血点，查舌脉等辨为血热湿热证，用药以凉血消斑、清热利湿为法；卢老在治疗此病发作期常使用《温病条辨》化斑汤联合自拟方抑免汤治疗，不仅能防止疾病发展，快速改善症状，还能减少糖皮质激素的使用率，甚至帮助患者摆脱激素。化斑汤首见《温病条辨·上焦篇》第十六条，为吴鞠通治疗太阴温病发斑之方。此病的发病特点往往起病急，发病迅速，紫斑在短时间内波及全身，符合化斑汤治疗气血两燔发斑的特点，故以此方治之。本方组成为白虎汤加水牛角、玄参。其中白虎汤清气分之邪热而保津液，水牛角、玄参清热解毒、凉血消斑。抑免汤组成为生地黄、连翘、牡丹皮、赤芍、土大黄、虎杖、黄芩、徐长卿、土黄芪，其病因病机为湿、热、火、瘀杂合而成，联合化斑汤加强清气血之邪热，诸药并用，共奏凉血化斑、清热利湿之效。本案患者大便 3 ~ 4 日一行，此为热邪耗伤津液，大便干燥不下，可采用通腑泄热之法，加大黄以利之。服药半月余，在重用大量清热药的基础下应当注意顾护脾胃，故配伍白豆蔻温中行气开胃，以防寒凉太过。后期加入健运中焦脾胃、顾护正气之中药，调畅气机，使血脉得以濡养。

二十四、银屑病

张某，男，17 岁。

主诉：全身泛发圆形红斑，伴脱屑、瘙痒半年，加重 1 个月。

现病史：患者从半年前起无明显诱因出现躯干四肢散在圆形红斑，伴轻度瘙痒，少量脱屑，未予重视。后红斑逐渐增多，全身泛发，瘙痒及脱屑加重，自行涂抹含激素软膏，红斑瘙痒、脱屑有减轻，之后逐渐失效，近 1 个月来有加重。刻下症：头皮、躯干、四肢可见泛发圆形红斑，边界清晰，从黄豆粒大小至硬币大小不等，红斑上覆银白色鳞屑，头皮鳞屑较多，伴瘙痒，刮去鳞屑可见淡红色发光半透明薄膜。双下肢患处皮肤因经常抓挠，皮损处皮肤有增厚，色暗红。食欲尚可，睡眠一般，大便 2 日一行，便黏，气味大，有排不净感，小便色稍黄，量正常。舌质暗红，苔黄腻，脉弦滑。

【西医诊断】银屑病（寻常型）。

【中医诊断】白疕（湿热血热型）。

【立法】清热利湿，凉血活血。

【方药】生地黄 30g，连翘 30g，黄芩 10g，赤芍 30g，牡丹皮 30g，徐长卿 15g，虎杖 15g，土黄芪 10g，土大黄 10g，冬瓜皮 50g，冬瓜子 30g，马齿苋 30g，丝瓜络 20g，土茯苓 30g，苦参 5g，炒苍术 30g，白鲜皮 15g。14 剂，水煎服，日 1 剂，早晚分服。嘱患者饮食清淡，纯素食饮食。停用含激素软膏。可用海盐水泡澡或涂擦患处。

【二诊】皮损颜色变浅，脱屑稍减轻，瘙痒明显减轻，睡眠改善，大便每日 1~2 次，便溏，小便正常，苔腻变薄，脉弦转缓。原方加白豆蔻 10g，继续服用 14 剂。

【三诊】全身红斑颜色明显变淡，无新增皮损出现，脱屑减轻，瘙痒不明显。原方稍作加减，继续服用 2 月余，皮损全消，无脱屑，后改为水丸长期服用以巩固疗效。

【按语】

银屑病俗称“牛皮癣”，是一种常见的病程迁延的慢性炎症性皮肤病，中医称其为“白疕”。其特点为丘疹或斑块，圆形或不规则形，上覆有白色鳞屑，搔之脱屑。其发病的确切病因目前尚不清楚，可能与遗传、环境、免疫等因素相关。从中医角度来看，卢老认为银屑病发病病因不外乎内外两端，在外为风寒湿邪壅滞肌腠，内因以血热、血瘀、血燥、血毒、湿热等内生邪气为主。本病案患者为年轻男性，外受之邪易从阳化热，热伤血络，迫血妄行，泛发肌肤而表现为全身红色斑疹，热盛则干，故可见皮损伴脱屑、瘙痒。从患者大便及舌脉情况可以还可看出内有湿热之邪蕴结不解，治宜凉血活血，清热利湿，方用抑免汤加味。抑免汤为卢老总结多年临床经验而创制的一首治疗皮肤病的验方，多用于治疗血热、瘀热、湿热型皮肤病。方由九味中药组成，方中以生地、连翘为君，生地凉血活血，善治皮肤之斑疹，连翘清热解毒，消痈散结，能透热转气，使入营之热转透气分而解，与生地相伍，气血两清。臣为丹皮、赤芍，丹皮善泻血中伏火，清热凉血散瘀，赤芍凉血清营，散瘀通结，二药相须为用，清热凉血、活血散瘀。又以土大黄、虎杖为臣，土大黄一名羊蹄根，性味苦寒，可燥湿清热，兼能活血行血，为治疗皮肤顽癣的要药，虎杖清热利湿活血，气、血分皆治，土大黄有通便之功，虎杖有利尿之效，二药合用使湿热之邪从二便得以下泄。黄芩泻火燥湿，徐长卿辛温，祛湿通络，使清热不凉遏，土黄芪清热利湿、解毒消肿，共为佐使。此方诸药共奏清热利湿、凉血散瘀之功。本病案处方外加的冬瓜皮、冬瓜子、马齿苋、丝瓜络四味药为卢老治疗皮肤病的常用药组，冬瓜皮、冬瓜子性味甘寒，可清热利水、滑肠通便，使热邪从二便而去；马齿苋清热解毒，凉血止血，可治疗湿癣、白秃等多种皮肤病；丝瓜络可祛风通络解毒，治诸血病。方中苦参性味苦寒，可清热燥湿，杀虫止痒，为治疗皮肤病之要药，还有利尿功效，可使湿热之邪从小便而去，白鲜皮可清热燥湿、泻火解毒、祛风止痒，土茯苓解毒利湿，苍术燥湿力强，四药同用对于湿热蕴结，皮损有渗液，且兼有瘙痒感的皮肤病疗效好。全方诸药合用共奏清热利湿，凉血活血之功。二诊时大便溏稀，湿热之邪内蕴，大便稍稀溏无恙，可使内蕴之邪从大便而出，加白豆蔻一味温中、化湿，调理中焦，使大便逐渐恢复正常。

二十五、蝼蛄疖

王某，男，16岁。

主诉：头部丘疹、结节、脓肿反复发作2年余，加重2个月。

现病史：患者2年前无明显诱因于头枕部出现如绿豆粒般大小的散在红色丘疹，未予重视，后丘疹逐渐增大增多变深，遍布全头皮，以头顶、头枕部最多，丘疹相互融合形成结节，触之则痛，部分结节软化后形成脓肿，破溃后流出脓液，形成瘘孔、瘘管。曾在当地医院被诊断为“头部脓肿性穿掘性毛囊周围炎”，予以口服抗生素，外涂红霉素软膏治疗，脓肿已成的患处予以切开排脓，后症状有所缓解，但病情反复发作，近2个月加重，遂于门诊求治。刻下症：患者头枕部、头顶皮肤可见多个蚕豆至硬币般大小不等的淡红色结节，触之稍硬，伴疼痛，还可见条索状不规则的带瘘管的暗红囊肿，触之质稍软，稍用力挤压可见脓性分泌物，病损处毛发稀疏或完全脱落，多处毛发根部有红色丘疹冒出，部分有黄色脓头。食纳尚可，夜寐欠佳，大便1~2日一行，便黏，气味大，小便正常。舌质暗红，苔薄黄腻，脉弦滑。

【西医诊断】头部脓肿性穿掘性毛囊周围炎。

【中医诊断】蝼蛄疖（湿热毒蕴型）。

【立法】清热利湿，解毒散结。

【处方】金银花30g，连翘30g，野菊花30g，蒲公英30g，紫花地丁20g，白花蛇舌草 15g，黄芩 15g，苦参 10g，酒大黄 10g，败酱草 20g，生薏苡仁 30g，浙贝母 10g，皂角刺 20g，赤芍 15g，牡丹皮 15g。14 剂，水煎服，日 1 剂，早晚温服。外用药：榧子、雷丸、鹤虱子、生大黄、黄连各 100g 打粉，与凡士林以 2 ∶ 1 的比例（药粉 2，凡士林 1）进行混合调匀，涂抹患处。嘱患者服药期间饮食清淡，忌食辛辣刺激、肥甘厚味之品。

【二诊】患者头皮原有的红色丘疹减少略消，未有新发丘疹出现，患处疼痛稍减轻，但仍有脓液排出。睡眠改善，大便日行 2~3 次。舌质暗红，苔白，脉较之前转缓。原方加天花粉 20g，白芷 10g，白蔹 15g，继续服用 14 剂。

【三诊】患者头皮结节颜色变淡，疼痛明显减轻，囊肿瘘管有少量脓液渗出。原方去酒大黄、苦参，白芷加至 15g，加黄芪 15g，青皮 15g，继续服用 14 剂。

之后患者按时复诊，继续服用汤药 3 个月余，皮损痊愈后停药。

【按语】

头部脓肿性穿掘性毛囊周围炎是一种临床少见的头部慢性化脓性皮肤病，好发于青壮年男性。临床表现以丘疹、结节、脓肿、瘘孔、皮下组织侵蚀破坏、相互沟通成瘘管为特点。病程较长，易反复发作，迁延难愈。本病病因及发病机制目前尚不完全明确，治疗较为困难，西医临床治疗多采用抗生素口服或抗生素加糖皮质激素内服，糖皮质激素皮损内注射，切开引流加整形缝合，激光等治疗方法，但容易复发。本病在中医学称之为“蝼蛄疖”“蟮拱头”，如《医宗金鉴·外科心法》所云：“此证多生小儿头上，俗名貉，未破如曲蟮拱头，破后形似蝼蛄串穴。”卢老认为本病发病多因外感或内生湿、热、毒邪，熏蒸肌肤，以致气血运行不畅，肉腐成脓而致，故治疗当以清热祛湿解毒为法。

本病案即典型的湿热毒蕴型，内服处方以五味消毒饮为基础方进行加减，方中金银花可清解气血热毒，《本草纲目》云：“一切风湿气，及诸肿毒、痈疽、疥癣、杨梅诸恶疮，散热解毒。”连翘清热解毒，消痈散结，被誉为“疮家圣药”，为治皮肤疮疡要药，与金银花相须为用，清热解毒力强。野菊花、蒲公英、紫花地丁、白花蛇舌草均有清热解毒之功，与金银花、连翘配合使用，清解、消痈之力更强。黄芩、苦参均可清热燥湿，可治疗皮肤溃口渗液，且苦参有利尿的作用，可使体内湿热之邪从小便而去。酒大黄可引药上行，清上焦实热，且能活血祛瘀。败酱草、薏苡仁合用可清热利湿排脓，促脓液外排，败酱草还可祛瘀止痛。皂角刺性味辛温，可拔毒排脓，活血消痈，促使未溃之脓排出，与浙贝合用可消散已成之疖肿结节。久病必瘀，久瘀化热，牡丹皮、赤芍可清热凉血，活血散瘀。二诊时丘疹渐消且无新发，但瘘管仍有脓液排出，可加天花粉、白芷、白蔹加强清热排脓之功。三诊时皮损处肤色已变淡，疼痛明显减轻，溃口脓液渗出减少，原方白芷加量，增强燥湿排脓之力，促使脓液全部排出，再加黄芪益气托毒生肌，可使溃口逐渐愈合，生发新皮肤。外用药使用的榧子、雷丸、鹤虱子、生大黄、黄连五味药均有抗炎、镇痛、抗菌等作用，尤其对于此病常见的金黄色葡萄球菌抑制作用明显，内服兼外用药一同使用，治疗效果更好。

二十六、黄褐斑

杨某，女，44 岁。

主诉：面部深褐色斑片 2 年余。

现病史：患者自述 2 年前无明显诱因突然发现面部出现褐色斑片，且有逐渐增多、颜色加深的趋势，自行使用多种美白祛斑护肤品，效果均不明显，遂来门诊求治。刻下症：患者面色晦滞，暗褐色斑片呈弥漫性分布于面颊，且以两颧及鼻背部色斑为多，无脱屑，不伴疼痛、瘙痒等不适。患者长期情志抑郁不舒，烦躁易怒，口苦，时有胸闷、两胁胀满，经前乳房胀痛明显，小腹坠胀疼痛，经期 3 天，月经量少色暗，有血块。食纳一般，腹部胀满不舒，睡眠易醒、多梦，大便 1~2 日一行，成型，小便正常。舌质红略紫暗，苔淡黄，脉弦。

【西医诊断】面部黄褐斑。

【中医诊断】黧黑斑（肝郁血滞型）。

【立法】行气疏肝，活血消斑。

【处方】柴胡 10g，香附 20g，合欢皮 30g，合欢花 10g，八月扎 15g，玫瑰花 15g，橘核 30g，生栀子 10g，牡丹皮 15g，三棱 30g，莪术 30g，枳实 15g，生麦芽 30g，生谷芽 30g，川芎 10g，珍珠母 30g。14 剂，水煎服，日 1 剂，早晚温服。嘱患者保持心情舒畅，饮食清淡，忌食辛辣刺激、肥甘厚味之品，作息规律，不熬夜。日常做好防晒，用清水洗脸，尽量避免使用化妆品。

【二诊】患者自述服药第 10 天经期至，经前乳房胀痛明显减轻，经期 4 天，经量较之前增多，色暗红，血块较多，食纳转好，现已无腹胀。自觉咽部有异物感，但进食、吞咽皆无不适，原方加绿萼梅 10g，继续服用 14 剂。

【三诊】患者自述服药后情绪明显好转，口苦、胸闷、胁胀均明显减轻，面色转好，色斑无增多，且颜色有变浅，睡眠仍有多梦，舌质淡红略暗，苔白，脉弦转缓。二诊原方去柴胡、珍珠母，加生地黄 20g，生白芍 20g，生龙骨 50g，生牡蛎 50g，继续服用 14 剂。之后患者不间断复诊，继续服用汤剂 2 月余，面部色斑基本全消。

【按语】

黄褐斑是一种发生于面部的色素代谢异常、沉着性皮肤病，多见于女性，色斑呈淡褐至深褐色，散在或融合成片分布于两颧、前额处，亦有眉弓、眼周、鼻背、鼻翼、上唇及下颏等部位受累及，边缘较清楚，无疼痛、瘙痒等自觉症状。黄褐斑在中医学属“肝斑”“黧黑斑”“蝴蝶斑”“面尘”等范畴。《医宗金鉴》云“皯如尘久始暗，原于忧思抑郁成”，临床可见本病患者多气郁不舒等情志异常表现，故卢老治疗此病多从肝郁论治。肝主疏泄，情志不舒则影响肝气条达、疏泄，而致肝气郁结，表现为胸闷、胁胀等不适。气为血之帅，气行则血行，气机阻滞不通则影响血液正常运行，血行受阻瘀滞于面，肌肤失润而发为黄褐斑，且血瘀日久，气机阻滞更甚，肝脉不通，则肝郁更甚；旧血不去，新血不生，则斑片经久不退且逐渐加深，面色晦滞不荣。肝胆互为表里，肝病必及于胆，胆气上溢，则发为口苦。女子以肝为先天，若肝失疏泄，气滞血瘀，则可致月经异常，如有周期不定，经前乳房胀痛、小腹坠胀疼痛，经量减少伴有血块等表现。肝气不舒，横逆犯胃，则表现为食欲减退，腹胀。舌质红略紫暗，苔淡黄，脉弦为气郁化火兼血瘀之象。治以行气疏肝，活血化瘀为法，方中柴胡、香附、合欢皮、合欢花、八月扎、玫瑰花为卢老常用的调节情志用药，均有疏肝行气解郁之功效，其中玫瑰花还可和血散瘀，与香附同属气血同调之药。橘核行气通络止痛，合柴胡、香附、川芎、枳实可疏肝行气止痛，缓解胸胁腹之肝经循行处之胀痛不适。三棱、莪术破血祛瘀，行气止痛，合香附、玫瑰花、牡丹皮、川芎可疏肝行气、活血散瘀，调理月经。枳实行气除痞，麦芽、谷芽消食和中，三药同用可健运中焦，且麦芽、谷芽具有升发之气，可条达肝气、疏肝解郁，也是卢老常用的疏肝解郁药对。生栀子泻火除烦，清热利湿，牡丹皮清热凉血，二药合用可泻肝郁日久所生火热之邪。珍珠母可平肝潜阳，与合欢皮、合欢花均有安神之功效，可有效改善睡眠。二诊加绿萼梅一味，可疏肝解郁、理气和胃，与八月扎、合欢花、橘核同用，对于痰气交阻之梅核气治疗效果好。三诊时患者诸症均有明显改善，面色转好，加生地、白芍增强滋阴养血之功，睡眠仍多梦，加生龙骨、牡蛎以镇静安神。患者坚持服药，最终色斑全消停药。

二十七、结节性红斑

刘某，女，37 岁。

主诉：双下肢硬结红斑 10 天。

现病史：患者自述 10 天前曾患感冒，自行服用感冒药（具体药物及剂量不详）后病愈。之后双下肢小腿伸侧面开始出现几个如蚕豆粒般大小突出于皮面的红斑，患者怀疑虫咬，未予重视，但皮疹一直未消。3 天前因行走过多皮疹数量增多，患处局部温度升高，伴疼痛，自行涂抹药膏（具体药物不详）2 天后未见缓解，遂来门诊求治。刻下症：双下肢小腿伸侧面散在分布十几个如黄豆粒至蚕豆粒般大小不等的红色硬结斑块，突出于皮面，边界清晰，触之皮温升高，压之不褪色且疼痛明显，患者自觉患处有刺痛感，右膝关节稍有酸痛不适，口渴但不欲多饮水，食纳尚可，睡眠一般，大便 2 日一行，便干，小便色淡黄，量正常。舌质红，苔黄腻，脉滑数。

【西医诊断】结节性红斑。

【中医诊断】瓜藤缠（湿热蕴结型）。

【立法】清热利湿，活血散结。

【处方】生地 30g，赤芍 15g，牡丹皮 15g，连翘 20g，虎杖 15g，黄芩 10g，徐长卿 15g，土大黄 15g，川牛膝 10g，生薏苡仁 30g，忍冬藤 30g，络石藤 30g，夏枯草 10g，山慈姑 10g，白芥子 10g，紫花地丁 20g，蒲公英 20g。14 剂，水煎服，日 1 剂，早晚温服。嘱患者忌食辛辣、油腻、海鲜等食物，勿过劳，多休养。

【二诊】红斑未有新增，原有皮损逐渐减少，颜色变淡红，刺痛感明显减轻，但按之仍有疼痛，现右膝关节已无酸痛感，口渴改善，大便一日 1 行，小便正常。舌质暗红，苔白，脉滑。原方去蒲公英、紫花地丁，加浙贝母 10g，继续服用 14 剂。

【三诊】红斑减少，颜色变暗、变浅，皮损渐平，原方稍作加减，继续服用 1 个月余皮损全消。

【按语】

结节性红斑是一种发生于皮下脂肪的非特异性炎症性皮肤病，以下肢伸侧的疼痛性红斑、结节为主要临床表现。该病好发于青年女性，以春秋季多发。结节性红斑在中医学范畴称为“瓜藤缠”，《医宗金鉴·外科心法要诀》载“此证生于腿胫，流行不定……若绕胫而发即名瓜藤缠，结核数枚，日久肿痛……”对于此病的病因，卢老推崇三因致病学说，内因为七情所伤，外因为六淫邪气侵袭机体，不内外因为饮食等因素。三因者为始动病因，其病机在结，其病之基础在气、水、血。情志不畅、气血失调、血瘀水不利，则为结；六淫侵入，经络营卫不和聚而痹者为结；饮食不节，脾胃失运，化热生湿，经络不畅，涩而不行即为结。轻者结在气分，重者结在血分。根据结之层次不同治疗各有偏重，在气分予清气散结、利湿散结；在血分则凉血化瘀，瘀热化毒则配合凉血解毒。本病案患者表现为双下肢伸侧面多个红色硬结红斑，触之皮温升高，为热入血分之象，热伤血络，迫血妄行，发为红斑；皮损压之不褪色且有刺痛感，为血瘀之象。膝关节酸痛为湿邪蕴结，阻滞膝部脉络，不通则痛。口渴但不欲多饮水为湿热内蕴所致，热灼津伤，故口渴，但湿邪内阻，郁蒸于内，故不多饮。便干、小便黄为内里有热之象，舌质红，苔黄腻，脉滑数为湿热蕴结之象。总因湿热内蕴，热郁血瘀成结，治宜凉血解毒、利湿散结，方以抑免汤为基础方进行加减。抑免汤为卢老自创的治疗皮肤病的验方，病机凡有湿、热、瘀蕴结不解，均可应用此方治疗。方中生地凉血活血，连翘清热解毒，消痈散结，可使入营分之热转气分而解，两药气血两清，同为君药。丹皮、赤芍相须为用，清热凉血、活血散瘀；土大黄、虎杖清热活血利湿，气、血分皆治，可使湿热之邪从二便而去，四药合用共为臣药。黄芩泻火燥湿，徐长卿辛温，祛湿通络，使清热不凉遏，共为佐使。因病邪蕴结于下肢，所以用川牛膝引经，既可强健下肢筋骨，又可活血散瘀；生薏苡仁清热利水渗湿，凡湿盛在下身者，最宜用此药。络石藤、忍冬藤均可清经络湿热之邪而止疼痛。夏枯草、山慈姑、白芥子均有散结之功，为卢老常用的散结要药。蒲公英、紫花地丁均可清热解毒，消痈散结，可清血分热毒。二诊时患者皮损有减轻，颜色变淡，说明热毒渐消，此时宜去清热解毒之蒲公英和紫花地丁，加浙贝母一味增强清热散结之功。之后患者不间断复诊直至皮损全消。

二十八、焦虑症

赵某，女，57岁。

主诉：心烦乏力，失眠反复发作1个月余。

现病史：患者近2个月前家中突生变故，终日烦躁不得眠，刻下症：面容焦虑，心烦意乱，坐立不安，记忆力减退，反应迟钝，头晕耳鸣，自述平素多惊多虑，右胁肋部胀满，按之疼痛，口干咽燥，不思饮食，入睡困难，稍有响动即惊醒，醒时遍身汗出，大便干结，2~3日一行，小便赤短，舌质红，苔薄黄，脉弦细。辅助检查：于当地医院行心电图示：窦性心律；心脏彩超报告亦无明显器质性改变；头部 CT 未见明显异常。

【西医诊断】焦虑症。

【中医诊断】郁证（心肾不交、肝气郁结证）。

【治法】交通心肾，疏肝理气。

【处方】生龙骨 40g，生牡蛎 40g，生地黄 40g，生白芍 40g，人参 15g，石菖蒲 25g，远志 15g，百合 30g，郁金 15g，青皮 15g，枳壳 15g。7 剂，水煎服，每日 1 剂，早晚分服。

【二诊】患者诉心情较之前好转，右胁肋部胀满消失，按之柔软无疼痛，食欲好转，睡眠无明显好转，仍易惊醒，醒后难以入睡。上方加紫贝齿 50g，7 剂，水煎服，早晚分服。

【三诊】患者焦虑面容消失，交谈说笑皆如常人，思维活跃无迟钝之象，自觉多虑程度有所减轻，咽干症状缓解，睡眠好转，每晚可入睡 6 小时，醒时已无汗出，二便调。药已中病，效不更方，继服 14 剂。2 个月后随访告愈。

【按语】

心主神志，心气不足，情绪不宁，思绪过度，心神失养而出现焦虑烦躁等情绪。肾藏精，在志为恐，焦虑患者多出现惊恐症状也是肾精不足的因素。因此治疗焦虑症离不开心肾两脏。心行血而主神，肝藏血而摄魂，二者共同调节情志；肝藏血，肾藏精，精血同源，而肝主疏泄的生理功能具有调畅全身气血的作用，若疏发不畅、郁而化火，肝胆相火引动君火，君火不宁亢而向上，不能下折与肾水相济，心肾不交导致焦虑、失眠等症状，故治疗应以交通心肾，疏肝理气为原则。方以自拟四生饮合解郁安脑汤进行治疗。四生饮由生地黄、生白芍、生龙骨、生牡蛎四药组成。方中生地黄，性味甘寒，归心、肝、肾经，可滋养强壮，滋补阴液的同时亦有清热凉血之功，性寒而不伤中气，质润却不滋腻，凉血养心之功显著，可益肾水而治血；生白芍，苦酸微寒，微苦能补阴，略酸能收敛，肝性欲散而恶敛，故取生白芍味酸走肝之性，暂用之生肝，又取其酸以抑肝之性，制约其刚强急躁的生理特性，二药合用，可载肾水上承；龙骨禀阳气化物，又埋于山谷地阴之处，其性味甘、涩，微寒，可治疗阴阳乖离之疾，《医学衷中参西录》述"龙骨，质最黏涩，具有翕收之力，故能收敛阳气，镇安精神"；生牡蛎生于地泽，禀阴气日久，其性味咸、微寒，可潜阳固涩，涩精益阴，重镇安神，为虚热上浮之专药，二药相合增强益阴敛阳，镇静安神之效，可引心火下济；同时二者收敛之性可制约方中石菖蒲、远志辛温走窜之力太过，损伤阴津之弊。方中诸药合用使水火相济，阴阳平和。解郁安脑汤以人参为君药，《本经》谓之“安精神，定魂魄”，气虚则易惊，血虚则易悸，人参益气而生血，气血平和，惊悸自止。远志芳香清利，性温行散，开心气而宁心安神，通肾气而强识不忘；菖蒲辛散温通，开窍醒神，《神农本草经读》记载“菖蒲秉水精之气，外通九窍，内濡五脏，其性自下以行于上，与远志自上以行于下者有别”，二者同为臣药相伍为用，交于肾而通于心，开心窍而安神志，现代药理学研究表明二者合用具有治疗抑郁，改善记忆的功效。方中使药百合，取其清心安神之功。针对患者胁肋胀满，按之疼痛的症状，此处为肝胆经循行之处，加入郁金、青皮、枳壳疏理肝气，使枢机气利，通则不痛。

二十九、血管神经性头痛

赵某，女，34岁。

主诉：间断性头痛1年，加重2天。

现病史：患者1年前无明显诱因出现头痛，每因劳累、焦虑发作，自行服用止痛药或休息后有所缓解，2天前因为工作不顺利头痛突然加重，遂来求诊。刻下症：头痛而胀，面红目赤，口渴喜饮，口苦，纳可，睡眠较差，大便尚可，小便色黄，舌红苔黄腻，脉弦数。

【西医诊断】血管神经性头痛。

【中医诊断】头痛（风邪袭脑，里热内蕴证）。

【立法】疏风清热，通络止痛。

【方药】芎芷石膏汤加减。川芎50g，白芷20g，藁本20g，蔓荆子20g，石膏30g，羌活20g，菊花10g，柴胡10g，黄芩10g，僵蚕20g。7剂水煎服，每日2次。嘱节饮食，避风寒，畅情志。

【二诊】头痛而胀大减，面红目赤、口渴口苦消失，大便二日一次，质干；舌淡红苔略黄腻，脉数。前方加茯苓10g，生大黄10g，7剂水煎服，每日2次。随访，诸症痊愈，未再服用他药。

【按语】

血管神经性头痛是以颅脑血管舒缩功能障碍及大脑皮层功能失调为主要特点的临床综合征。西医治疗主要是对症治疗，不能祛除病因，中医学将其归为“脑风”“偏头痛”“头痛”等范畴进行论治。卢老治疗血管神经性头痛多从风邪论治，风性善行，具有向上、向外、升发的特性，风为百病之长，常夹热邪致病。头为“清阳之府”，又为“诸阳之会”，凡五脏精华之血、六腑清阳之气皆上注入头，故风热外袭，上犯巅顶，邪气羁留，阻遏清阳，脑窍络脉失于濡养，不通则痛，或不荣则痛，发为头痛之证。卢老治疗血管神经性头痛时，在辨证施治中加川芎50g，如疗效不显著，川芎可加至75g，治疗顽固性头痛，无一例产生不良反应。该患因风热阻络，清阳之气不能上达头目，经气不通，经脉失养，则头痛而胀；热邪内蕴，灼伤阴津，则面红目赤，口渴喜饮；里热内蕴，灼伤阴津，大肠传导失职，则便干，小便色黄；舌红苔黄腻，脉弦数，为里热内蕴之证。治以疏风清热，通络止痛，方用芎芷石膏汤，该方出自《医宗金鉴》，主治“头痛眩晕，头风盛时发作，日久不愈；外感风热头痛。”方中川芎为治头痛之要药，《本经》云其“主中风入脑，头痛”，其辛温行散，走而不守，既能上行头目，祛风止痛；又能入血分，活血行气，为血中气药，为君药；现代药理研究表明，川芎含有的阿魏酸、生物碱、挥发油等，能扩张脑血管，降低血管阻力，显著增加脑及肢体血流量，并能通过血脑屏障，改善脑细胞的供血状态，使脑细胞缺血缺氧状态获得明显改善，头痛得以缓解。白芷味辛性温，芳香开窍，解表散寒，通窍止痛；藁本辛温香燥，善达巅顶，祛风止痛；蔓荆子疏散风热，清利头目；石膏辛甘大寒，清热泻火，兼能止渴，为清泻肺胃二经气分实热之要药；羌活解表祛风止痛；菊花疏风清热，清利上焦风热，又可清肝明目；柴胡苦辛微寒，和解退热，疏肝解郁；黄芩苦寒，清热泻火，柴胡、黄芩相配以解少阳之邪；僵蚕既能祛外风、散风热、止痛，又能息风止痉；二诊加茯苓健脾，利水渗湿；生大黄通腑泄热，荡涤肠胃，推陈致新。全方重在祛风邪，“高巅之上，惟风可到”“伤于风者，上先受之”，用祛风之药，引诸药上行，力达头部；“治风先治血，血行风自灭”，故重用川芎为君。卢老认为，治疗头痛也应重视引经药，方中羌活、蔓荆子、川芎为太阳头痛的引经药，白芷为阳明头痛的引经药，川芎兼为少阳的引经药，藁本为厥阴头痛的引经药，皆能引药直达病所，祛风止痛。

三十、血管性痴呆

袁某，女，61岁。

主诉：记忆力减退2年余。

现病史：记忆力、计算力减退，表情呆滞，反应迟钝，食少纳呆，四肢不温，大便尚可，夜尿频多，舌体胖大有齿痕，舌苔腻，脉沉细弱。

既往史：腔隙性脑梗死病史；高血压病史。

【西医诊断】血管性痴呆。

【中医诊断】痴呆（脾肾亏虚，心虚痰蒙证）。

【立法】温补脾肾，养心安神，祛痰开窍。

【方药】人参15g，黄芪30g，制附子15g，巴戟天20g，肉苁蓉20g，石菖蒲20g，远志10g，郁金20g，五味子10g，鹿茸5g（冲服）。7剂水煎服，每日1剂，早晚饭后温服。忌辛辣、生冷、油腻、海鲜，勿劳累，调情志。

【二诊】记忆力减退和善忘有所改善，反应较前敏捷，舌体胖大有齿痕，舌苔腻，脉力略增，纳食仍不佳，加鸡内金10g，14剂水煎服，煎服同前。连服3个月，诸症较前改善，精神状态明显改善。

【按语】

血管性痴呆的发病机制一般认为是脑血管病的病灶涉及额叶、颞叶及边缘系统，或病灶损害了足够容量的脑组织，导致记忆、注意、执行功能和言语等高级认知功能的严重受损。痴呆属中医学中“呆病”“健忘”“愚痴”“健忘”等范畴。卢老认为，痴呆为本虚标实之证，本虚以心脾肾不足为主，标实以痰浊为主。脾为后天之本，脾主运化，为气血生化之源，脾气健旺，五脏六腑得以充养；若脾受病，则意舍不清，心神不宁，使人健忘。肾为先天之本，主藏精生髓，肾精充盛，则髓海得以滋养，神机运转正常。《医学入门》言：“脑者髓之海，诸髓皆属于脑，故上至脑，下至尾骶，髓则肾主之。”故肾藏精，生髓通脑，脑与肾关系密切。若精气不足，髓海失充，脑失所养，神机失用，则呆、傻、愚、笨。其次，心为君主之官，主神明，又为五脏六腑之大主，脑为元神之府，因此心脑皆能主神明。若心气虚则行血无力，而血不能上行荣于脑，脑失所养，则发为痴呆。肾主水，肾病则气不化精而为水，脾主运化水谷，脾虚则谷不化气而为痰，痰浊水湿之邪上蒙脑窍而神呆，可见痰邪易致人痴呆，正如《石室秘录》所言：“痰气最盛，呆气最深。”综上，痴呆的病位在脑，与心脾肾亏虚密切相关，即呆病成于虚，病理因素又与痰邪密切关联，即呆病成于痰。本案患者已至老年，气血阴阳已不足，心脾肾功能减退，髓海失充，脑失所养，神机失用，则记忆力、计算力减退，表情呆滞，反应迟钝；脾主四肢，肾内寄真阴真阳，脾阳需要肾阳温煦，脾肾阳虚，则食少纳呆，四肢不温，夜尿频多；舌体胖大有齿痕，舌苔腻，脉沉细弱，为脾肾阳虚，痰湿内盛之证。治以温补脾肾，养心安神，祛痰通窍；方中人参大补元气，安神益智；黄芪补气升阳，人参、黄芪同用，增强补气功效。

制附子补火助阳，以治心脾肾三脏阳虚；巴戟天、肉苁蓉、鹿茸，补肾助阳；鹿茸、紫河车为血肉有情之品，补肾填精；石菖蒲开窍豁痰，醒神益智，《本经》载其“开心孔，补五脏，通九窍，明耳目，出声音。不忘，不迷惑，延年”；远志宁心安神，祛痰开窍，《本经》言：“补不足，除邪气，利九窍，益智慧，耳目聪明，不忘，强志倍力”；郁金辛苦性寒，既能行气解郁，清心凉血，又能防诸药温燥太过；五味子益气生津，补肾宁心。二诊加茯苓、鸡内金健运脾胃；其中石菖蒲、远志、人参、茯苓合为主治好忘的开心散。全方人参、黄芪补气；巴戟天、肉苁蓉、鹿茸，补肾阳；制附子补心脾肾之阳，鹿茸、紫河车补精血；石菖蒲、远志祛痰开窍；郁金行气解郁，清心凉血；五味子补肾宁心；诸药合用，温补脾肾，养心安神，祛痰开窍。

三十一、神经性耳聋

薛某，男，42岁。

主诉：双耳听力下降，伴耳鸣2周余。

现病史：患者2周前因与家人吵架，情绪激动出现听力下降，耳鸣，胁下胀痛，口苦，饮食可，睡眠欠佳。大便一日1次，成形，小便色黄；舌质红，苔厚腻，脉弦滑。

既往史：无高血压、糖尿病病史。

【西医诊断】神经性耳聋。

【中医诊断】耳聋（肝火上炎，闭阻经络证）。

【立法】清肝泄热，宣通经络。

【方药】柴胡10g，香附10g，川芎15g，磁石30g（先煎），六神曲20g，乌梢蛇10g，海风藤30g，龙胆10g，黄芩20g，生栀子30g，泽泻30g，车前子10g，生地15g，当归15g，牡丹皮15g。7剂水煎服，每日1剂，早晚饭后温服。注意：调情志，节饮食，勿劳累，避风寒。

【二诊】耳聋耳鸣减轻，急躁易怒、睡眠皆较前改善，口苦消失，出现胁肋窜痛。舌质红，苔薄腻，脉弦。一诊方减柴胡，加旋覆花20g（包煎），7剂，服法同前。

【三诊】听力已接近正常，耳鸣消失，胁下胀痛好转，睡眠可，偶有胃胀，舌质红，苔薄白，脉弦。前方加枳实30g，7剂，服法同前。继续调治1月后随访，耳聋消失，诸证好转。耳聋未再复发。

【按语】

耳聋一症，急性实证多从肝胆论治，慢性久病多从肾虚论治，亦有虚实夹杂之证。肾藏精，生髓，肾开窍于耳，肾精充盈，髓海得养，则听觉灵敏，即《内经》载："肾气通于耳，肾和则耳能闻五音矣"；反之，肾精亏虚，髓海失养，则听力减退，耳鸣耳聋，如经言："髓海不足，则脑转耳鸣"。然而，实证耳聋多从肝、胆病变辨证，胆经其支者，从耳后入耳中，出走耳前，至目锐眦后，可见足少阳胆经与耳窍关系密切，故少阳为病常犯耳窍，如《医学心悟》载："足少阳胆经，上络于耳，邪在少阳，则耳聋也。"其次，肝藏血，主疏泄，调节全身气机，肝喜条达而恶抑郁，而耳窍喜通畅，恶阻塞，受肝气的调节。若情志不遂，肝气不疏，肝郁气滞，或肝胆实火、邪气循经上扰，上阻清窍，耳窍闭阻，则耳聋耳鸣，如经曰："肝病者，两胁下痛引少腹，令人善怒，虚则目䀮䀮无所见，耳无所闻，善恐如人将捕之，取其经，厥阴与少阳，气逆，则头痛耳聋不聪颊肿。"故耳聋与肾肝胆三脏密切相关。该患因肝胆实火上扰耳窍，肝气郁滞，耳窍失养，则耳聋耳鸣；肝主疏泄，调畅情志，胁下为肝经所主，肝失疏泄，则急躁易怒，胁下胀痛；胆汁乃肝之余气所化，其分泌和排泄受肝气调节，肝失疏泄，胆汁不循常道，上溢于口，则口苦；舌质红，苔厚腻，脉弦滑，为湿热之象。全方以肝胆实火上炎，阻滞经络为主，治以清肝泄热，宣通经络。方中龙胆苦寒，归肝胆经，清热燥湿，泻肝胆火；黄芩、栀子具有苦寒清热、燥湿泻火之功；泽泻、车前子清热利湿，使湿热从水道而出。肝主藏血，肝经有热，易耗伤阴血，加用苦寒燥湿，再耗其阴，故用生地、当归滋阴养血，以涵养肝体。柴胡疏肝解郁，兼能引诸药入肝胆经；香附归肝脾三焦经，疏肝理气；川芎辛温，归肝、胆、心包经，活血行气，柴胡、香附、川芎取通气散之义。牡丹皮清热凉血，清血分之热；磁石平肝潜阳，聪耳明目；神曲消食和胃，防金石药物碍胃以助消化；乌梢蛇和海风藤相配，营养神经。一诊，肝气郁滞减轻，出现胁肋窜痛，故去柴胡，加旋覆花治"结气，胁下满"。二诊，肝胆实火有所减轻，龙胆为大苦大寒之品，故减量。三诊，诸症好转，偶有胃胀，故加枳实破气消积，化痰除痞。

三十二、肩周炎

李某，男，55岁。

主诉：右肩反复疼痛半年余，加重7天。

现病史：患者半年前因饮酒后受风，酒醒后感觉右上肢疼痛难忍，不能上举，自行热敷及热水浴未见好转，又于当地诊所经中西药反复治疗半年而效果不显（具体药物不详），近7日右肩疼痛加重，遂来求诊。刻下症：右肩关节疼痛，活动受限，无肢体麻木、肿胀，伴头晕，颈项疼痛，饮食、睡眠尚可，大便干结，二日一行，小便正常。舌淡胖，苔白腻，脉沉滑。检查：右肩肩峰及结节间沟处压痛，X线摄片无阳性发现。

【西医诊断】肩周炎。

【中医辨证】痹证（痰浊痹阻证）。

【立法】燥湿化痰，通络止痛。

【处方】指迷茯苓丸加减：清半夏15g，茯苓30g，枳壳10g，芒硝10g（冲服），片姜黄20g，海桐皮15g，威灵仙20g，葛根30g，苍耳子5g。14剂，水煎服，日一剂，早晚温服。嘱其肩关节功能锻炼。

【二诊】服药后患者大便得通，疼痛大减，上方芒硝减至5g，继服14剂后疼痛消失，功能恢复，诸症消失，随访半年未复发。

【按语】

肩周炎，也称作“粘连性关节囊炎”“冻结肩”“漏肩风”等，因睡眠时肩部受凉引起的称为“漏肩风”或“露肩风”，因肩部活动明显受限形成冻结的称“冻结肩”，该病多发于50岁以上的患者，故称为“五十肩”，是发生于肩关节囊及肩关节周围软组织的一种慢性炎症，且伴局部软组织粘连，主要表现为肩关节的疼痛和主、被动活动受限，以外旋、外展高举及背手动作最为困难。指迷茯苓丸，出自《全生指迷方》，原方以茯苓、半夏、枳壳、风化朴硝四味药研末后加入生姜汁制成丸剂，是治疗痰湿臂痛的验方，主治痰伏中脘，流注经络证，症见两臂酸痛或抽掣，手不得上举，或左右时复转移，或两手麻木，或四肢浮肿，舌苔白腻，脉沉细或弦滑。《仁斋直指方》记载：“酒家之癖，多为项肿、臂痛。盖热在上焦不能清利，故酝酿日久生痰涎、聚饮气，流走于项臂之间，不肿则痛耳。”本案患者平素好饮酒，伤及脾胃，脾胃虚弱，日久痰浊流走于关节腠理，故发臂痛；痰浊上蒙清窍，气血运行不畅，则头晕、颈项疼痛；结合舌淡胖，苔白腻，脉沉滑，辨为痰浊痹阻型冻结肩，予以指迷茯苓丸加减治疗。方中清半夏燥湿化痰，去除痰湿，兼能健脾；茯苓利水而不伤气，兼能健脾以绝其痰源；枳壳理气宽中，气顺则痰消，“善治痰者，不治痰而治气，气顺则一身津液亦随气而顺矣”；芒硝泻下软坚，涤痰导饮，使痰邪从大便而去，《神农本草经》曰：“除寒热邪气，逐六腑积聚，结固留癖”；片姜黄活血行气、通经止痛，海桐皮、威灵仙祛风湿，通经络，止痹痛，三药合用能引诸药到达上肢病灶；葛根解肌发汗，苍耳子祛湿止痛，《本经》谓其“主风头寒痛，风湿周痹，四肢拘挛痛”，二药相须为用，专治肩颈强直疼痛。以上诸药共奏燥湿化痰，通络止痛之效，使痰浊得散，气血通畅，经络得通，则臂痛自消。

三十三、面肌痉挛

王某，女，34 岁。

主诉：左侧面肌抽动 2 月余，加重 3 天。

现病史：2 月前无明显诱因出现左侧面颊肌肉间断抽动，呈阵发性、不自主抽动，无法自控，抽动短暂而迅速，每次持续数秒后可自动停止。曾于当地医院就诊，诊断为“面肌痉挛”，给予口服药物卡马西平治疗，症状未见明显改善。近期左侧面肌抽动频发，可达数分钟，面肌抽动时会连带着眼角、嘴角一起抽动，左侧面肌自觉僵硬，做表情不自如。食欲尚可，睡眠正常，大便两日一行，气味大，便黏，有排不净感；小便正常。舌淡胖边有齿痕，苔薄白，脉弦滑。

【西医诊断】面肌痉挛。

【中医辨证】面风（水湿阻络证）。

【立法】利水通络止痉。

【方药】防己 10g，茯苓 50g，青皮 30g，生黄芪 10g，桂枝 10g，生甘草 10g，乌梢蛇 10g，海风藤 30g，川芎 15g，刺蒺藜 30g，僵蚕 10g，珍珠母 50g，泽泻 50g，生白术 50g。14 剂，水煎服，每日 1 剂，早晚分服。

【二诊】服药半月左侧面肌抽动有减轻，但仍觉僵硬，做表情不自如，每次抽动加重与情绪变化、熬夜等有关。在原方基础上加合欢花 10g、蜜百合 10g、生谷芽 30g、生麦芽 50g、预知子 10g，解郁悦心安神、调和肝脾，继服 1 月痊愈。

【按语】

面肌痉挛为无颅脑器质性病变的周围神经病，表现为患侧眼睑、面部及口角不自主、无痛性阵发抽动。现代研究尚未完全阐明该病的发生机制，普遍认为可能与面神经功能脑干区受到邻近血管的长期压迫有关；另一种观点认为面神经受压处传出与传入神经纤维发生短路，或脑干内面神经核团兴奋性的异常增高，从而出现同侧面部表情肌的不自主抽搐症状。中医可归于“面风”“胞轮振跳”“瘛疭”等范畴。《张氏医通》中提到：“瘛者，筋脉拘急也，疭者，筋脉弛纵也，俗谓之抽”。以上描述均符合面肌痉挛的症状及发病特点。中医学对面肌痉挛的病因病机多有论述，认为病理因素多为风、痰、虚、瘀四种，以及从肝胃二经、肝风内动等不同角度解释面肌痉挛的发病。卢芳教授认为此病可从肝风内动、痰瘀阻络、气血亏虚、水湿阻络等加以论治，并配合息风通络之剂治疗此病。

本案患者详细询问生活史后发现平素嗜饮奶茶、咖啡等，晨起偶有面部浮肿，望舌象淡胖有齿痕，脉弦滑，此为水饮所作，四诊合参，辨为水湿阻络证。选方防己茯苓汤加减，此方出自《金匮要略》：“皮水为病，四肢肿，水气在皮肤中，四肢聂聂动者，防己茯苓汤主之。”意为水湿在皮肤，加上气上冲，水气相击，致使四肢聂聂动。且水、湿为阴邪，留于皮中，则阳气被郁，邪正相争，故出现肌肉轻微跳动。防己茯苓汤主治之症为肌肤水肿甚且症见肌肉跳动，方中茯苓重用，加以防己，既能开泄腠理，使水湿从肌表外出，又能通利三焦水道，使水湿从小便下行，桂枝能温通经脉，平冲降逆以治气冲；黄芪能补元阳，充腠理，实卫气，皮水大多为络脉空虚，若表不实，则水气去又复生，实难治，故加少量黄芪实表，配以青皮破气散结，使补而不滞。乌梢蛇、海风藤为对药，功善祛风通络，对于神经紊乱性疾病必不可少，川芎能行散上达巅顶，又能入血分下行血海，还可中开郁结，旁达四肢，活血行气不留瘀，为治疗头面疾病首选药物。泽泻、生白术增强利水之功，刺蒺藜、僵蚕、珍珠母为镇潜之品以增强止痉功效，症见抽搐者不可不用。全方益气温阳利水，加以息风通络，水气去，则痉挛止。此类疾病常因情志诱发，故二诊时配以解郁疏肝调脾之药，患者通体觉舒，则邪去正安。

三十四、肋软骨炎

孙某，女，44 岁。

主诉：右下肋疼痛 1 月余，加重 3 天。

现病史：3 天前出现右下肋疼痛，痛有定处，痛处拒按，肋软骨缘压痛，急躁易怒，疼痛每因情志变化而增减，食纳一般，偶有反酸，睡眠尚可，大便 1 日 1 行，成形，小便正常，舌质紫暗，脉沉涩。既往史：乙肝小三阳 20 余年。辅助检查：胆固醇升高，胆壁粗糙，未见胆结石；面部黄褐斑。

【西医诊断】肋软骨炎。

【中医诊断】胁痛（肝郁血阻证）。

【立法】活血祛瘀，疏肝通络。

【方药】柴胡 20g，当归 20g，红花 20g，炙甘草 10g，酒大黄 5g，桃仁

20g，栝楼根 10g，土鳖虫 15g，黄芪 50g，青皮 30g，茯苓 20g，生白术 30g。14 剂，水煎服，每日 1 剂，早晚分服。

【二诊】患者胁痛较前明显好转，脾气、食欲好转，舌脉同前，一诊方加赤芍 20g，继予 7 剂，胁痛痊愈。

【按语】

《医宗金鉴》指出："其两侧自腋而下，至肋骨之尽处，统名曰胁。"胁痛是指以一侧或两侧胁肋部疼痛为主要表现的病证。胁下为肝胆经循行之处，肝主疏泄，调畅气机和情志，肝失疏泄，肝气郁滞，气滞日久影响血液运行，致瘀血停于胁下，不通则痛，发为胁痛。正如《杂病源流犀烛》所云："恶血停留于肝，居于胁下，以致胁肋疼痛，按之则痛益甚。"卢老认为，胁痛的证型不外乎肝郁气滞、血瘀阻络、肝胆湿热、邪郁少阳及肝阴不足，在治疗上立足于气血、虚实辨证论治，若胁痛，兼有胆结石者，用降气法（金钱草、海金沙、鸡内金、三棱、莪术、木香）治疗胆结石；若胁痛，兼肝硬化腹水者，用自拟蛇半汤（半枝莲、白花蛇舌草、鳖甲、丹参、车前子、茯苓、白术）；若肝郁气滞者，用四逆散、柴胡疏肝散；若肝经湿热者，龙胆泻肝汤、大柴胡汤；若胁痛，瘀血偏重，用复元活血汤、膈下逐瘀汤。该患右下肋疼痛，痛有定处，痛处拒按，急躁易怒，疼痛每因情志变化而增减，为肝郁气滞，血瘀停于胁下，不通则痛，正如《内经》所说："邪在肝，则两胁中痛""肝病者，两胁下痛引少腹，令人善怒"；肝主疏泄，促进脾胃的运化，肝失疏泄，影响脾胃的运化，脾失健运，则食纳一般，偶有反酸；舌质紫暗，脉沉涩，为气滞血瘀之象。气为血之帅，血为气之母，治疗时强调气血同治，治以活血祛瘀，疏肝通络，方用复元活血汤加减。方中酒大黄活血逐瘀通经，导瘀下行，推陈致新；柴胡疏肝行气，推陈致新，并能引药入肝经；《神农本草经》言两者皆能推陈致新，一升一降，攻散胁下之瘀滞，共为君药。桃仁、红花活血祛瘀，消肿止痛；土鳖虫咸寒，破血逐瘀，《神农本草经》言"主治血积癥瘕，破坚下血闭"，可见其破血逐瘀之力优；当归补血活血，使攻不伤正；栝楼根可"消仆损瘀血"，既能消瘀散结，又能清热消肿；黄芪，补气养血健脾，气能行血，补气以行血；茯苓、白术补气健脾；炙甘草缓急止痛，调和诸药。

三十五、重症肌无力

吕某，男，70 岁。

主诉：肌无力伴眼睑下垂2月余。

现病史：两月前确诊“重症肌无力”，口服新斯的明无效，遂来就诊。刻下症：现双下肢无力，行走困难，双眼睑下垂，抬眼困难，晨轻暮重，眼球活动不灵活，伴有自汗，身体其他部位肌肉未见累及，饮食、睡眠、二便均正常，舌体胖大而有裂纹，脉弱。查体：下肢肌力3级。

【西医诊断】重症肌无力。

【中医辨证】痿证（脾胃亏虚证）。

【立法】补中益气，调和营卫。

【处方】黄芪50g，桂枝15g，芍药25g，大枣3枚，生姜10g，党参30g，鸡血藤30g，丹皮15g，徐长卿15g。28剂，水煎服，每日1剂，早晚分服。

【二诊】患者服药后，双眼睑下垂好转，自汗减轻，脉转有力，病人自述近期颈椎有疼痛，加葛根20g、苍耳子5g，黄芪加至80g，继续服用28剂。

【三诊】患者自述现眼睑活动正常。查体肌力5级，肢体活动自如。舌淡红，苔薄白，脉有力，但近期食纳不佳，胃胀不适，加枳实20g、白术20g，黄芪加至100g，继续服用3月余。

【按语】

重症肌无力主要是由乙酰胆碱受体抗体介导、细胞免疫、补体参与引起神经接头传递障碍的一种获得性自身免疫性系统疾病。主要临床特征为受累骨骼肌易疲劳和波动性肌无力，通常在活动后症状加重，经休息和抗胆碱酯酶药物治疗后症状减轻。中医学中无“重症肌无力”病名，但根据其临床表现，可归属于“痿证”“虚劳”的范畴。《医宗必读》云：“阳明虚则血气少，不能润养宗筋，故弛纵，宗脉纵则带脉不能收引，故足痿不用”，可见痿证与阳明经相关，故古代医家在治疗上提出了“治痿独取阳明”的治法，因“阳明者，五脏六腑之海，主润宗筋，宗筋主束骨而利关节也”。卢老结合古代医家经验，认为脾胃亏虚，气血不足为本病基本病机；饮食不节，损伤脾胃，则受纳、运化、输布功能失常，导致气血津液生化之源不足，不能正常输布水谷精微，以荣五脏、四肢、筋脉、肌肉，而发为痿证。营卫的盛衰与中焦脾胃功能密切联系，营气为水谷之精所化生，藏于脉中，卫气为水谷精微之悍气，行于脉外，此二气皆来源于脾胃化生的水谷精微，《伤寒论·辨脉法》曰：“中焦不治，胃气上冲，脾气不转，胃中为浊，营卫不通，血凝不流。”脾虚日久，可累及于肾，《脾胃论》载：“脾病则下流乘肾，土克水则骨乏无力。”患者双下肢无力伴有双眼睑下垂，脾气不足，清阳不升，则眼睑下垂，四肢肌肉皆因脾而禀气于胃，胃气亏虚，故可见下肢乏力。卢老根据其病机的特点故选用补中益气，调和营卫的治法。黄芪、桂枝、芍药、大枣、生姜取自黄芪桂枝五物汤，《金匮要略》曰："血痹阴阳俱微，寸口关上微，尺中小紧，外证身体不仁，如风痹状。"黄芪性微温，味甘，甘温益气，可补脾益气，升举清阳；桂枝、芍药调和营卫，生姜、大枣益气生津，养血补中。党参补中益气，生津养血，《本草从新》云："主补中益气，和脾胃，中气微弱。"鸡血藤可行血补血，舒筋活络，《本草纲目拾遗》云："治老人气血虚弱、手足麻木、瘫痪等证。"丹皮可清热凉血，活血散瘀，《本草纲目》云："活血，生血。"气虚则血行不畅，祛瘀而使气旺则血行。